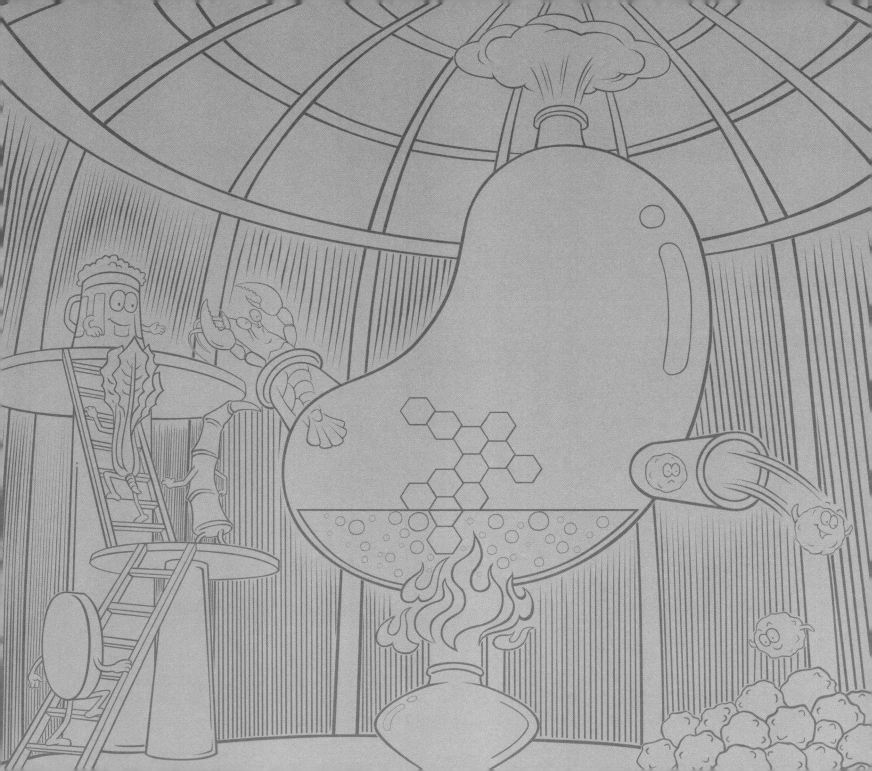

《北大专家画说泌尿疾病》医学科普丛书

尿路结石是怎样炼成的

郭应禄　审

宋　刚　著

北京大学医学出版社

NIAOLU JIESHI SHI ZENYANG LIANCHENG DE

书名题词©郭应禄

图书在版编目 （CIP） 数据

尿路结石是怎样炼成的 / 宋刚著. —— 北京：北京
大学医学出版社, 2017.12

（"北大专家画说泌尿疾病"医学科普丛书）

ISBN 978-7-5659-1742-4

I. ①尿… II . ①宋… III . ①尿结石－诊疗 IV.
① R691.4

中国版本图书馆CIP数据核字(2017)第322921号

尿路结石是怎样炼成的

　　　　著：宋　刚
出版发行：北京大学医学出版社
地　　址：(100191) 北京市海淀区学院路 38 号北京大学医学部院内
电　　话：发行部 010–82802230 ；图书邮购 010–82802495
网　　址：http：//www.pumpress.com.cn
E－mail：booksale@bjmu.edu.cn
印　　刷：北京圣彩虹制版印刷技术有限公司
经　　销：新华书店
责任编辑：陈　然　　**责任校对**：金彤文　　**责任印制**：李　啸
开　　本：889mm × 1194mm　　1/16　　**印张**：6.75　　**字数**：91 千字
版　　次：2017 年 12 月第 1 版　　2017 年 12 月第 1 次印刷
书　　号：ISBN 978-7-5659-1742-4
定　　价：32.00 元

序

医学科普可以很美很文艺

　　人类的发展与完善离不开健康这个基石。人类对自身大大小小各种各样疾病原因和疗法的探求也从未停止。从传统的中国医学，到现代的西方医学，从希波克拉底的四种体液学说，到现代基于基因诊断和治疗的精准医学，医学日新月异的进步令人叹为观止。今天，人类甚至开发出了超越自身智能的人工智能，其在医学上的应用也指日可待。但是让人感叹的是，一边是医学科学的迅猛发展，另一边却是普通百姓对自身身体的一知半解。如何改变这样的不平衡状态？医学科普，正是我们医学工作者面临的一项艰巨任务。

　　何以艰巨？

　　首先，医学科普不仅仅是医学术语通俗化。现在的语音、文字翻译软件非常发达，小小的手机软件可以帮助不同语言的人们实现实时翻译，连方言也识别得非常准确。可是，如果医学科普像翻译软件那样，仅仅将医学术语翻译成通俗语言，例如将"肾"称为"腰子"，将"结石"称为"石头"，此种工作容易事倍功半，甚至闹出不少笑话，因为这样的"翻译"完全忽略了医学的内在逻辑。医学的逻辑异常复杂，纵使医学生经过至少五年的专业课学习也才算刚刚入门。因此，必须借助必要的手段将医学逻辑与大众日常生活联系起来，才能真正地"接地气"。生硬的比喻使人不知所云，口语化的描述让人味同嚼蜡，所以个别词句的"改头换面"是远远不够的。好的科普文章，必须架起医学与通俗的桥梁。本套丛书的作者运用文学这座桥梁，从整体上将医学知识"文学化"，让文学的思想浸润了医学科普的每一个环节。

其次，医学科普更是医学内容形象化。要形象化，就要和画面结合。人体解剖图是形象化的一种手段，但又过于专业和直白，不适合进行科普宣传。科普形象化的具体实现途径就是科普图画的艺术化。艺术化的科普图画是医学知识的良好载体，不光可以展现器官、系统的结构和功能，更重要的是借助画面来清清楚楚、从从容容地阐释医学的逻辑，这是更高层次的要求。所以，要准确无误地阐释医学逻辑，这些艺术化的图画创意必须源于医者。更重要的是，必须将本专业相关创新内容及时告诉读者，这样才叫全面，才能通过科普读物提高全民族的科技认知。

以上是对医学科普工作的高要求，不必人人达到，但必须有这样的科普示范作品。宋刚医师在此方面做出了尝试。他从文字上将科普文学化，从图画上将科普艺术化，文中有图，用图释文，依靠医学的逻辑将文和图紧密结合在一起。丛书以泌尿系统疾病为主线，运用轻松活泼的语言让各种器官、疾病和诊疗方法跃然纸上。例如，讲到前列腺的功能和疾病，作者在开篇就用拟人的自传体形式，用"七十二变"做比喻，不仅强调了前列腺掌管泌尿、生殖的功能——"能开能合"，还将前列腺炎、前列腺增生、前列腺癌这些主要的前列腺疾病说得生动形象——"藏菌藏石""能大能小""成妖成魔"。这就是整体上将医学知识"文学化"。再如，讲到男女尿道之区别，运用通往湖心岛的桥来表现，男性之桥细而长，女性之桥宽且短，配以文字说明，将男女尿道特征表现得准确无误又生动活泼。这就是艺术化的科普图画，而不是简单地使用解剖图片。

文学化的文字和艺术化的图画相结合，反映了本书作者敏锐的思考能力和驾驭文字的能力。这套丛书呈现给读者的，是有趣又有料的医学科普大餐，不仅给人以科学的营养，更有美学的享受，让人不禁感叹：原来，医学科普可以很美很文艺！

非常赞赏这位青年医生在这样具有社会意义的科普工作上所做出的尝试和努力！宋刚医师从事泌尿外科临床多年，不仅业务过硬，而且长期在繁忙的专业工作之余，经常参加各种医学科普和患者教育工作。正是这样扎实的专业功底，这样长期在第一线的实践经历，才厚积薄发，有了这样一套丛书的产生。希望这像一股清风，吹入医学科普的园地；希望这是一个起点，能有更多这样的文章有益于人民群众！这实在是令人期待的事情。

中国工程院院士　郭立禄

丁酉年冬日

自　序

余学医二十余年，通读相关医书，中文、英文均有涉猎。叹医书之八股，囿于病因、症状、体征、检查、诊断、鉴别诊断、治疗及预后，虽对医者有益，凡人不能读也。今执业外科，主攻泌尿，知识、技能尚得心应手，欲著一医学普及读本，著于医者，用于百姓。想法不难，行动方知不易。

其难一：开头难。虽知不能因循医书之八股，甫一落笔，则知还是跳不出八股之圈，竟不知如何引入话题。真比书写英文论文还难！

其难二：通俗难。好不容易洋洋洒洒，书写数千字，拿给前辈一阅，婉转回之：还要简单点好！"简单"二字，谈何简单！

审视自身，一曰医学高度不够，二曰文学素养尚缺，三曰人生阅历不丰，遂作罢。

此事一放几年。直到去年冬月，院科研处于荣辉老师遍发北京市科学技术委员会征集科普项目通知，遂重燃心中创作之火。回顾自身，求学、就职于中国第一家国立医院——北京大学第一医院，老院已逾百岁之龄，我亦伴随其近二十年，深受"厚德尚道"文化传统之熏陶，医术上得到真传、教育上收有二徒、科研上有所创新。数年前在北京大学讲课比赛中位居榜眼，近年屡登央视《健康之路》普及医学知识。心中有"货"，欲吐之而后快。参阅众多医学科普书刊，汲取其中菁华，决定从形式和内容上予以创新：

创新一：借图表意。医学艰深，通俗化后仍与大众有一定距离，故需借图表意。图是形式，图是载体，图是衣服，关键还是其中蕴涵的医学科学道理。为实现此一目标，我请画家不是做简单的"插"图工作，而是借画家之手，描绘我心中之图、表我心中之意，即为"作者主导的图画创作模式"。幻灯片是完成此种模式的媒介。我在幻灯片上绘制草图，下方备注每幅图画的科学含义，发予画家。画家照此画图，作者、画家再当面沟通，反复修改成图。因此，书中每幅图均蕴含一个医学科学道理，图旁有注释，看图识字，即可获取有益信息。

创新二：字由心生。科学普及，不是简单地将医学术语翻译成大众语言，而是从整个思维模式以百姓的视角出发进行创作。所以每字每句每段，均由作者心中生发。为达到传播之效果，文学技巧必不可少，或幽默，或拟人，或比喻，或讲故事，或旁征博引。从题目到文章，从开头到结尾，均是作者思维、语言、学术、美学的结晶。

藉由以上特点，我提交了申报书。经过数月的评审、答辩，过五关斩六将，最后竟位居立项榜首，获得全额出版资助。在评审过程中，评委高度评价"作者主导的图画创作模式"，给予了我莫大的鼓励和信心。

在文字创作过程中，我首先做到"静心"。每一段文字的表述，每一幅画的创意都是作者静心凝结而成。正如中世纪的《圣像画师守则》中所描述的创作流程那样：①开始工作前，静默祈祷；②精心绘制每一个细节；③在工作中，依续祈祷。必须怀着一颗虔诚的心来进行创作。这颗虔诚的心是对科学的虔诚，是对大众的虔诚，是对文学和艺术的虔诚。

本套丛书前三册——《前列腺七十二变》《"尿圈"细菌通缉令》《尿路结石是怎样炼成的》，分别讲述前列腺、泌尿系统感染、泌尿系统结石的知识，每幅图画兼具科学性和艺术性，读者单看图就可以掌握一个医学道理。每册书开篇文章的题目同书名，以自传体的形式叙述，统领全书内容。书的内容按照大众认识逻辑顺序编排，既独立成篇又相互关联。从青少年到中老年人，均是本套丛书的阅读对象。希望大家从阅读中获取知识，从阅读中得到健康，从阅读中欣赏到文字和图画结合的艺术之美！希望此种尝试能开启科普之新风！

宋　刚

丁酉年桂月

前　言

尿路结石是位于人体泌尿系统腔道之中的石头。经常有患者半夜被结石卡住疼醒，尤其是中国南方，结石的发病率居高不下。要是长期得不到处理，尿路结石引起的积水会严重损害肾功能。即使及时治疗，数年后又可能重新生长出结石。尿路结石究竟是怎样形成的，需要怎样预防和治疗？这是大家非常关心的问题。本书《尿路结石是怎样炼成的》就是要解答这些问题。

尿路结石的成因非常复杂，有饮水少的原因，有某些食物摄入过多的原因，还有结石促进物和抑制物的相互作用。比如，结石的促进物和抑制物就很难用语言描述清楚。于是用一幅"沙滩抢石图"来表示，一边是水姑娘，代表抑制成石物质，一边是沙怪物，代表促进成石物质，都要抢这块结石，敌我阵营、目的手段一清二楚，胜过繁复语言赘述。

在尿路结石成因篇，题目多为疑问句，引发读者兴趣。例如，《喝牛奶能喝出结石吗？》《硬水就一定导致肾结石吗？》《柠檬水多多益善吗？》，这一连串的疑问句打头的文章，吸引读者寻找答案。在文章开头，尽量用与生活息息相关的内容引入。例如《有一种剧痛，叫"10分"疼痛》中，开篇即列举从幼时到老年的四种疼痛，引发读者共鸣。用"10分"疼痛表示疼痛的十分分级法，这种类似文字游戏式的变换形象说明了疼痛的评分。

不光要了解结石的成因，结石的治疗也非常重要。例如《"软硬兼施"治结石》讲述输尿管硬镜和软镜，摆出两种设备的照片不一定受读者欢迎，相反，用啄木鸟直进直去吃不着虫子、柔软的蛇钻进洞里吃着虫子的漫画就能把硬镜和软镜的特点表现得淋漓尽致。最后，《逼上梁山——结石和鳞癌的故事》用一组漫画，上皮细胞从被结石攻击、穿上铠甲反抗到最后也变成恶魔，形象化地说明了鳞癌的形成过程和预防方法。

本书的图绝大部分为艺术图，很少用解剖图，但在表现科学道理上准确到位、毫不含糊。比如，为说明体外冲击波碎石，需要画一种能隔山打牛的手段，最后选用了中国气功，气功的特点就是在消灭对手的同时不损害中间阻挡物，与体外冲击波的特点非常贴近。本书封面绘制了一个巨大的肾形烧瓶，下部被酒精灯炙烤，水分从上方蒸发，热气腾腾，龙虾、啤酒、菠菜、竹笋、药片等从左侧开口处争先恐后跳入烧瓶，小石块从右侧出口处欢蹦乱跳地飞奔出来。这幅图展现了人体泌尿系统结石的大致成因。烧瓶中的水分所剩无几，寓意水分丧失是结石形成的主要原因。某些食物、药物也是形成结石的原因之一。结石的形成是一个异常复杂的病生理过程，诸多因素不可能在一幅图中全部展现。读者从封面图中可以提取出预防结石的重要方法——大量饮水稀释尿液，少吃易成石的食物或药物。

以文释义，以图喻意，文图结合，有机融汇。这就是本书的特点。希望这些创新能得到读者的喜欢和认可。

目　　录

成因篇

治疗篇

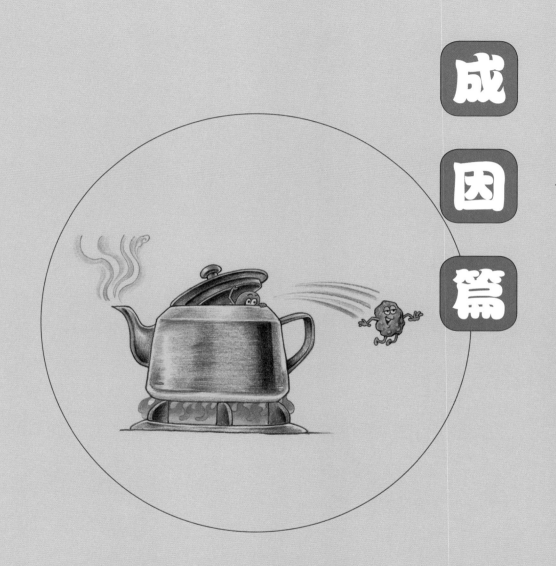

成因篇

1

尿路结石是怎样炼成的?

天地之间皆有石:

山石，湖石，玉石，陨石……，不一而足。

有关石头的成语有很多:

客观描述石头，有怪石嶙峋、飞沙走石、石沉大海、水落石出、投石问路、点石成金……

强调石头坚硬，有坚如磐石、铁石心肠、金石之坚、以卵击石、水滴石穿、海枯石烂……

而我是石头家族中的特殊一员，叫"结石"。

字典中说，动物腔道之中的石头谓之"结石"。

有肾结石、胆结石、膀胱结石、牙石，甚至还有眼结石。

结石与石头一样普通，平平凡凡，貌不惊人。

结石与石头一样坚硬，正是因为太过"刚烈"，不会"委曲求全"，常常卡在空腔器官的狭窄之处引发惊天动地的绞痛。

人们在治疗结石的同时，常常会对我的来源查个究竟。

以泌尿系统为例，我还是主动将我的"前世今生"一一道来。

先讲一段故事：

《西游记》开头讲石猴出世是这样描述的：那座山正当顶上，有一块仙石。……盖自开辟以来，每受天真地秀，日精月华，感之既久，遂有灵通之意。内育仙胞，一日迸裂，产一石卵，似圆球样大。因见风，化作一个石猴。

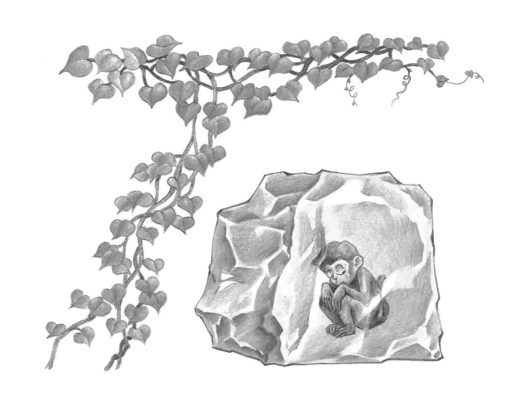

图 1. 结石的形成符合两个规律：需要成石核心，需要长久时间。

4

吴老先生这段话信息量很大，归纳起来，可以提取出两个关键信息：

其一，石猴的孕育时间很久——"感之既久"；

其二，石头中有个核心——"内育仙胞"。

而我的产生也符合这两个规律（图1）：具有成石核心，时间久而成石。不同的是，仙胞是仙石的核心，先有仙石，后育仙胞。而我的形成正好相反，先有成石核心，核心不断发展增大，时间久而发展成结石。简而言之，是一个从无到有、从小到大的化学过程。成石核心像滚雪球一样，越滚越大，最后形成结石。

一般来说，20岁以下的年轻人很少得结石，30~50岁才是结石高发的年龄。而且，不是所有人都有结石，我偏爱有"结石体质"的人。那么，在这些人体内，结石究竟是怎样形成的呢？

第一步：过饱和。

什么情况才是"过饱和"呢？我先请我的朋友白糖先生演示一下：

在一杯清水中加入白糖，一点一点地加，开始的时候，白糖很快就融进水里了。白糖越加越多，达到了水中能够溶解的极限，就不能继续溶解，叫做"饱和状态"。如果继续加入白糖，白糖就处于"过饱和状态"，糖分子随时会变成固体沉积在杯子底部。

人体内结石的形成也是同样的道理，首先，无机盐要在尿液中处于过饱和状态。大量摄入易形成结石的无机盐，比如钙和草酸，那么结合成的草酸钙非常容易就处于过饱和状态；另一方面，人体体液的大量丢失，比如夏天大量出汗，饮水不足，尿液中的无机盐同样也会处于过饱和状态。

第二步：结晶。

无机盐变成固体沉淀出来形成晶体的过程叫做"结晶"。不过，科学家发现所有人尿液中无机盐草酸钙的浓度竟然是在水中溶解度的4倍，很明显处于过饱和状态。按理说应该人人得结石才对。但为什么有的人长结石，有的人不长结石呢？

原来，科学家发现尿液中还有一些抑制结晶形成的物质，起到"刹车"的作用。另外一部分促进结晶形成的物质，起到"油门"作用。它们就像红蓝两军，一直在互相博弈。一旦"油门"占上风，就会形成结晶（图2）。结晶多数是普通的无机盐，有时候某些药物会在尿液中大量出现，形成药物结晶。

第三步：形成核心。

晶体是我的初级状态，还不能称之为结石。晶体一定要和一部分叫做基质的东西混合，有时再加上脱落的上皮细胞、细菌、异物等，形成核心。核心才是我的雏形，不断有晶体析出加入核心，核心像滚雪球一样越长越大，最终就

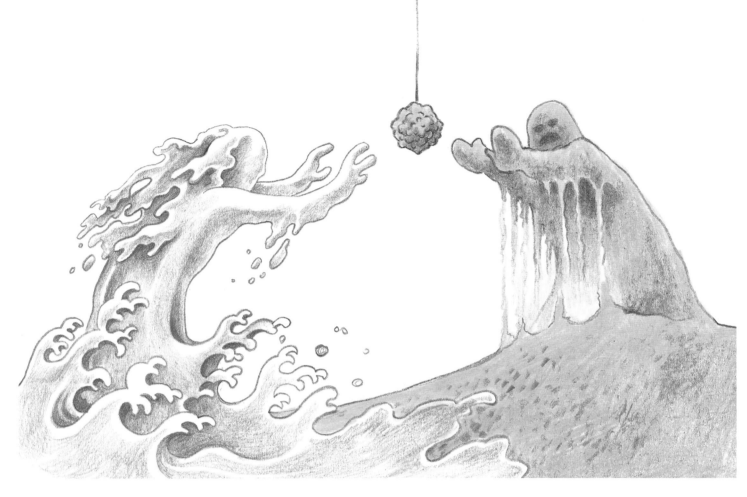

图 2. 结晶的形成是抑制成石物质和促进成石物质博弈的结果。图中的"水姑娘"代表抑制成石物质，"沙怪物"代表促进成石物质。

变成了结石。

这就是我的"身世"：说来简单，就是一个从无到有、从小到大的化学过程；其实异常复杂，医学还不能完全解释"结石体质"。人体的结石成分种类繁多，据考察，我在泌尿系统中就被发现有 32 种成分，而且千差万别，具体成因是医学上的未解之谜。

说完了我的"身世"，再说说我现今的生活。总的来说，我是不受人类欢迎的。

人类讨厌我的第一大原因是我会引发绞痛：这是因为我在泌尿系统排出过程中经常造成"交通阻塞"，后面的尿液水分子欲出不得，引发积水、疼痛，肾绞痛就位列人体疼痛前三。

人类欲将我除之而后快的第二个原因是因为我会造成肾衰竭。我在肾里待着时，反而不太容易造成肾积水及肾衰竭。但是，当我在输尿管狭小通道造成堵塞时，如果不及时将我"请"出去，就会出现肾积水，最严重时还会引起肾衰竭。

所以，人们发明了很多种去除我的办法，最早的是直接手术取石，对患者创伤很大。后来又发明了体外冲击波碎石机，不用开刀就能将我击成粉末。最近这些年又有了输尿管镜和经皮肾镜，采用微创的方法，从细小的微创通道进入输尿管或者肾盂肾盏，直接将我"一锅端掉"。人类太厉害了，根据我的身材大小，总有一种方法能将我彻底"扫地出门"。

可是，你知道吗？野火烧不尽，春风吹又生。道高一尺，魔高一丈，把我一时"扫地出门"，我还能卷土重来。要想知道如何预防和治疗结石，请继续阅读本书吧！

2

石头的世界——人体结石面面观

地球的岩石是地壳运动、风化作用、生物作用的产物，人体的结石是体内代谢产物异常积聚或沉淀，在人体内发生异常矿化的产物。人体的结石种类繁多，诸如肾结石、胆结石、前列腺结石、牙石、胃石、鼻石、支气管结石、胰腺结石、眼结膜结石等。最常见的还是肾结石、胆结石。

一、肾结石

肾结石是泌尿系统结石大家族的重要一员，它的兄弟有输尿管结石、膀胱结石、尿道结石（图3）。后者基本上都来源于肾结石，肾结石下移到不同部位，就称为不同部位的结石，很少有原发于输尿管、膀胱和尿道的结石。影响肾结石形成的因素很多，包括年龄、性别、种族、遗传、环境、饮食习惯、职业、代谢异常、尿路梗阻、感染、异物和药物的使用等。已经发现泌尿结石有32种成分，最常见的成分为草酸钙。其他成分包括磷酸铵镁、尿酸、磷酸钙以及胱氨酸等，很多情况下是以上多种成分的混合物。

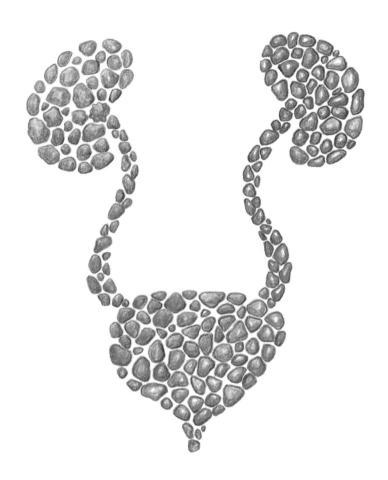

图 3. 泌尿系统结石的分类（按结石部位）：肾结石、输尿管结石、膀胱结石、尿道结石。

不同成分的肾结石各有特点：大哥草酸钙结石是个"硬骨头"，性格倔强，质硬、不易碎，呈粗糙不规则的桑葚样（图 4）；二哥磷酸钙、磷酸铵镁结石是个"碱面大馒头"（图 5），喜欢生活在碱性环境中，像刚从冰箱里拿出来的馒头，又脆又干容易裂，往往因尿路感染和梗阻而引起，有时充满整个肾盂、肾盏，长得像个"鹿角"一样；三弟尿酸盐结石是个"地下工作者"（图 6），喜酸、质硬、圆滑，普通的 X 线检查根本查不出它的踪迹；四弟胱氨酸结石则出生就有"先天疾患"，病因为罕见的遗传性疾病导致的代谢异常（图 7）。还有许许多多其他成分的泌尿系统结石，不一而足。

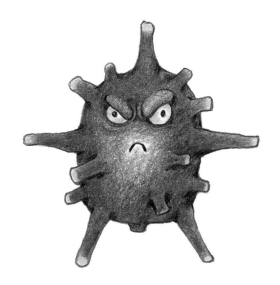

图 4. 草酸钙结石是个"硬骨头"，性格倔强，质硬、不易碎，呈粗糙不规则的桑葚样。

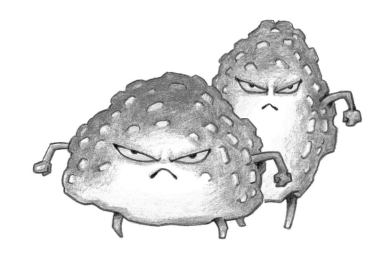

图 5. 磷酸钙、磷酸铵镁结石是个"碱面大馒头"，喜欢生活在碱性环境中，像刚从冰箱里拿出来的馒头，又脆又干容易裂，往往因尿路感染和梗阻而引起。

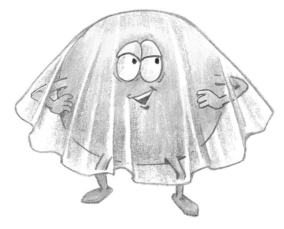

图 6. 尿酸盐结石是个"地下工作者"，喜酸、质硬、圆滑，普通的 X 线检查根本查不出它的踪迹。

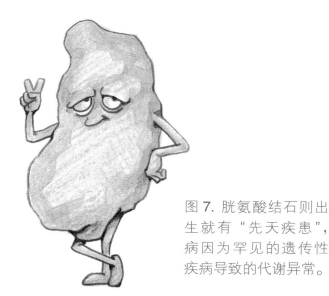

图 7. 胱氨酸结石则出生就有"先天疾患"，病因为罕见的遗传性疾病导致的代谢异常。

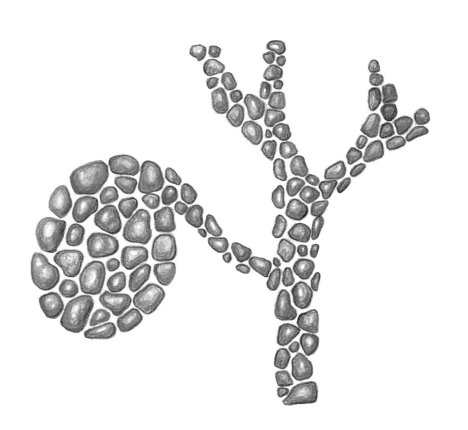

二、胆结石

胆结石是胆道系统结石的总称，按照部位分为肝内胆管结石、左右肝管结石、肝总管结石、胆囊结石、胆囊管结石以及胆总管结石（图8）。胆结石成因非常复杂，有些是不可更改的因素，例如：逐渐增长的年龄、女性、种族、家族史；有些是后天因素，部分是可以逆转的，例如：妊娠，肥胖，低纤维、高热量饮食结构，长时间禁食，某些药物如头孢曲松、降脂药、口服避孕药，快速减轻体重，代谢综合征，特殊疾病等等。形成机制主要包括胆固醇过饱和、胆囊动力学因素、感染因素。

图 8. 胆结石按照部位不同分为肝内胆管结石、左右肝管结石、肝总管结石、胆囊结石、胆囊管结石以及胆总管结石。

12

三、牙石

牙石就是牙的结石，通常存在于唾液腺开口处的牙齿表面，以及口腔黏膜运动不到的牙齿表面等处（图9），并不存在于腔道之中。牙石开始时是乳白色的软垢，会因逐渐钙化而变硬，呈现出黄色、棕色或者黑色。成分包括75%的磷酸钙，25%的水、有机物、磷酸锰、矿酸钙及微量的钾、钠、铁。牙石是牙周病发展的一个重要致病因素。不注意养成良好的口腔卫生习惯，即使彻底洁治后，牙石很容易再次沉积在牙齿表面。

正如骨骼需要发育、牙齿需要生长一样，矿化本是人体的一个正常过程。当人体代谢异常，异常矿化就形成了结石。尤其是现代社会饮食结构的变化、人体营养过剩，加速了人体结石的形成。只有好好研究人体中的结石世界，认真对待，才会减少结石的发生。

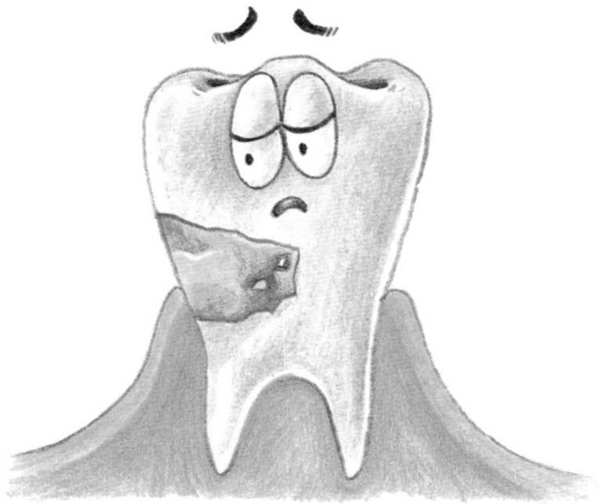

图 9. 牙石通常存在于唾液腺开口处的牙齿表面，以及口腔黏膜运动不到的牙齿表面等处。

3

pH 值——尿中的"体温计"

植物分雌雄，动物分公母，人类分男女，而液体按照 pH 值不同区分成酸性和碱性两种。什么是 pH 值呢？ pH 值又叫氢离子浓度指数、酸碱值，是溶液中氢离子活度的一种标度，也就是溶液酸碱程度的衡量标准。人体中血液、尿液等各种体液的 pH 值都有其一定的正常范围，过高或过低都提示某些疾病，医学上也利用该特性监测人体血液、尿液等体液的 pH 值来辅助诊断某些疾病（图 10）。

正常人体排出的尿液 pH 值约为 6.5（4.5~8.0）。数值越低越是酸性，数值越高越是碱性。尿液 pH 值受饮食种类影响很大，蛋白质类食物可使尿液呈酸性，而果蔬类食物可使尿液呈碱性。大量进食后的 2 小时内或在室温下放置时间过长的尿液标本会碱化，影响检查的准确度。

尿 pH 值在一些疾病的诊断中有重要作用。结核分枝杆菌就偏爱偏酸性的环境，如果在体检中发现 pH 值偏低的酸性尿，就要提高警惕。不同的结石喜欢的酸碱度也不一样：痛风体质和尿酸结石患者的尿液 pH 值多小于 5.5，服用枸橼酸钾可以将尿液的 pH 值调高成偏碱性，有利于治疗和预防尿酸结石。而钙盐结石等患者，其尿液往往呈现碱性。在泌尿系统感染情况下，如果感染病菌能分解尿素（如变形杆菌，葡萄球菌等），尿液 pH 常大于 7.0，较高的 pH 值也会使磷酸镁铵结晶沉积，形成感染性结石。

为什么不同结石偏爱不同的 pH 值酸碱度呢？主要是因为不同的尿液酸碱度对形成结石盐类的溶解度影响很大。例如，尿液 pH 值 =6 时，尿酸的溶解度为 220 毫克 / 升；当尿液 pH 值 =5 时，尿酸的溶解度为 80~120 毫克 / 升。pH 值越低，尿酸溶解度越不好，越容易形成尿酸结石。因此，可以通过碱化尿液治疗尿酸结石。临床上就常用枸橼酸钾或者碳酸氢钠碱化尿液治疗尿酸结石（图 11）。酸碱度是影响结

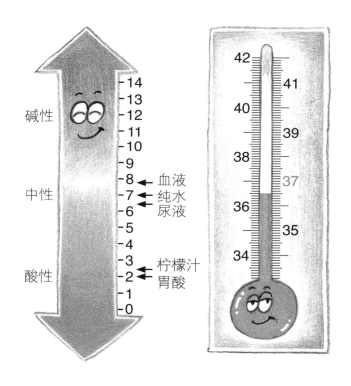

图 10. 尿液的 pH 值就如同人体的体温一样，可作为"晴雨表"来预测人体的健康情况。

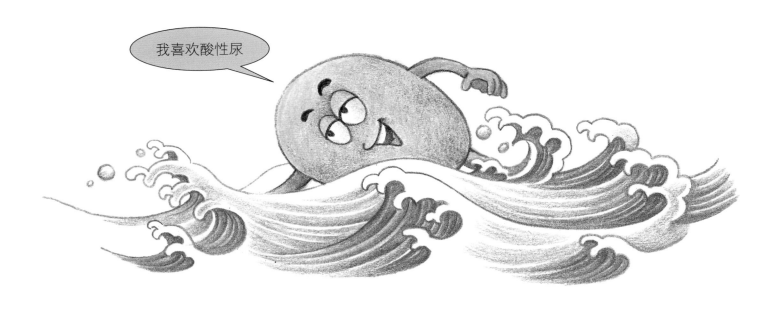

图 11. 不同尿液的 pH 值形成不同类型的结石是因为不同 pH 值对应不同的溶解度。

石形成的一个重要因素，但不是惟一因素，还有很多其他因素对结石的形成有作用，包括结石形成的促进物及抑制物。利用好尿液 pH 值，就像掌握了测量体温的温度计，时刻把握尿液的酸碱度，利于预防和治疗泌尿系统结石。

16

4

有一种剧痛，叫"10分"疼痛

疼痛是生命历程中不可或缺的生理与心理感受：

小时候的我们生病去医院采指血，指尖强烈的锐痛让人大呼，只有父母的呵护才是最好的良药。

年轻时的我们，昨天还亲密相随的恋人突然说拜拜，备感内心被掏空的痛楚，就连天空也失去色彩，只有时间才是最好的解药。

壮年时的我们，事业受挫陷入谷底时，面临看不到希望的痛苦，惟有自立、自强才是翻身前行的一线光亮。

老年时的我们，身患病症时，疾病的痛苦令人沮丧，只有天使的药丸和亲情的陪伴才是治愈病痛的良方……

疼痛如此普遍，伴随我们出生、成长，直到我们老去，疼痛是最真实的存在。什么是疼痛？ 1979 年，国际疼痛研究学会将疼痛定义为 "疼痛是一种不愉快的主观感觉和情感体验，与组织损伤或潜在组织损伤（或描述的类似损伤）相

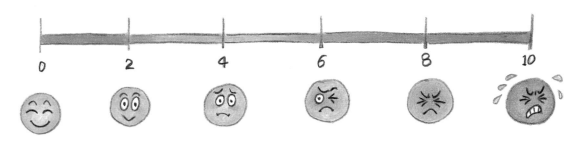

图 12. 疼痛等级评分方法，0 分表示没有疼痛，10 分则代表难以忍受的最剧烈的疼痛，从 0 到 10 依次表示疼痛的程度在不断增加，愈来愈难以忍受。

关"。目前又提出了新的定义："疼痛是一种与组织损伤或潜在组织损伤相关的感觉、情感、认知和社会维度的痛苦体验"。

抛开复杂的定义，我们先来看看形容疼痛的成语：苦不堪言，痛不欲生，切肤之痛，心如刀割。这些成语中的疼痛程度都很重。不过，现今依然没有客观的医学仪器能够检测疼痛、描述疼痛的程度。人们尝试像用温度计测量体温，用血压计测量血压一样，用数字来描述疼痛的程度。于是一种简便易行的方法应运而生，叫做视觉模拟评分法。这是一把"痛尺"，0 分表示没有疼痛，10 分则代表难以忍受的最剧烈疼痛，从 0 到 10，疼痛的程度不断增加，愈来愈难以忍受。这种方法简便易行，医生先向患者说明这把"痛尺"的含义，然后把有刻度的一面背对患者，让患者标出疼痛的程度，最后翻转过来读出相应刻度即可（图 12）。描述非常严重疼痛时说十分疼痛，对照这把尺子，确实就是"10 分"的疼痛。

疼痛得以量化以后，得分最高的人体三大疼痛为——分娩痛、胆绞痛和肾绞痛。

疼痛第一发——分娩痛。分娩痛到底有多痛呢？虽然因人而异，但总体疼痛分数为 10 分，是人体疼痛之最。一般说来，在孕妇生产过程中，最开始是轻度的宫缩不适，犹如经期子宫痉挛一般，在随后的第一产程直至生产完毕时，疼痛强度逐渐增强直至极点（图 13）。初次分娩时疼痛往往显著高于再次分娩。随着医学技术的发展，出现了分娩镇痛治疗，可以用药物缓解分娩疼痛，同时也不会对母婴产生不良影响。北京大学第一医院率先在国内开展分娩镇痛项目，大大缓解了女性分娩时的痛苦。

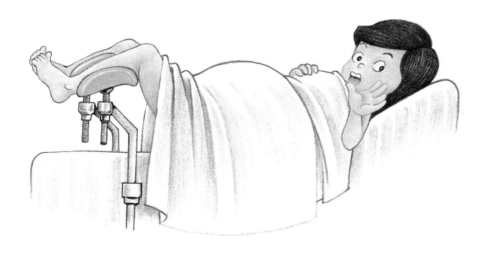

图 13. 分娩痛——疼痛等级分为 10 分。

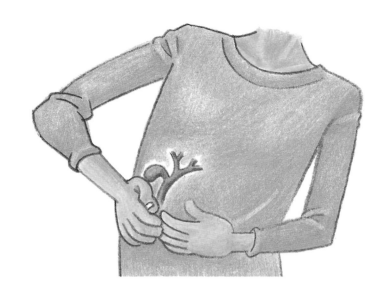

图 14. 胆绞痛。

　　疼痛第二发——胆绞痛。胆绞痛是胆结石卡在胆道系统中，引发胆管强烈痉挛收缩导致的剧烈疼痛（图 14），分数往往接近 10 分。胆绞痛患者通常突然发病，右上腹部疼痛，轻重不一，重者疼痛难忍，痛得弯腰打滚，呻吟不止，面色苍白伴大汗。疼痛可向右肩背放射，伴恶心和呕吐。疼痛中间可有缓解时刻，但随之又剧痛再发，也可为持续性痛。胆管结石不同于胆囊结石，如果治疗不及时，几个小时之内容易发展成感染中毒性休克，患者会生命垂危！

20

疼痛第三发——肾绞痛，又称输尿管绞痛。一般是结石卡在输尿管中，诱发肾盂、输尿管平滑肌痉挛产生的剧痛，疼痛得分也接近 10 分。其特点是突然发作剧烈疼痛，疼痛从患侧腰部开始沿输尿管向下腹部、腹股沟、大腿内侧、睾丸或阴唇放射，可持续几分钟或数十分钟，甚至数小时不等。一般是单侧发作，"痛得直不起腰"形容的就是这种疼痛。发作时常伴有恶心呕吐、大汗淋漓、面色苍白、辗转不安等症状，如果引发感染可导致高热，切不可小觑（图 15）。

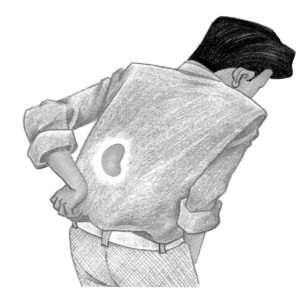

图 15. 肾绞痛。

分娩痛、胆绞痛、肾绞痛是人体三大痛：

只有经历过分娩痛，才懂得生命的伟大！

只有经历过胆绞痛，才明白痛之危险！

只有经历过肾绞痛，才知道什么叫做"引无数英雄竞折腰"！

有了疼痛的量表，我们就可以把文字的"十分"疼痛量化为数字的"10 分"疼痛，根据疼痛的不同程度和危险度，进行有针对性的治疗，为健康保驾护航！

5

人体的"地震"——肾结石的症状

　　地震是地球内部能量逐渐聚集到一定程度、突然释放的过程。震前没有明显预兆，地震时地动山摇、破坏力巨大。肾结石也是如此，在结石形成阶段没有明显症状，一旦成石并且卡在肾或者输尿管中，给患者造成的肾绞痛同样可以"地动山摇"。

　　哪些肾结石可以引发"地震级"的肾绞痛呢？主要与结石的大小有关。（图16）。

　　（1）表面光滑的小结石（直径小于6毫米）：大多数能随尿液排出而不引起明显症状。如果CT报告上结石的直径在6毫米以下，那么恭喜你，结石有80%的概率顺利排出。

　　（2）大结石（直径大于2厘米）：一般会老老实实地待在肾盂、肾盏内，可以无任何症状。即使较大的结石填满了整个肾盏、肾盂，若未引起肾盏、肾盂梗阻或感染，也可长期无明显症状，或仅有轻度腰部不适或酸胀感。虽然没

图 16. 肾结石能否引发肾绞痛与结石的大小相关：直径＜6毫米的结石大部分能排出来，大于 2 厘米的静静地待着不动，中间直径的结石会引发"地震级"的肾绞痛。

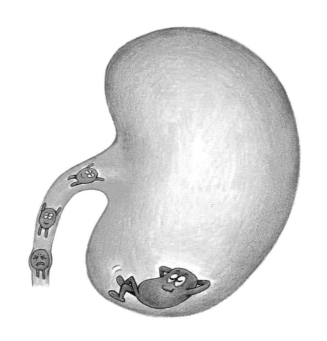

有明显疼痛，但结石会引起积水，损害肾功能，需要尽早治疗！

（3）中等身材的结石（6毫米＜结石直径＜2厘米）：这是最为头痛的结石。它们不会老老实实待在肾盂肾盏中，排出的过程中又因为体形不够纤细会摩擦、挤压输尿管壁，甚至卡在输尿管当中，引发剧烈的肾绞痛。对此类结石要万分小心！

肾结石引发的剧烈肾绞痛会向下辐射到腹部、大腿内侧、阴囊或者外阴部，就像地震的余震一样，波及面很广（图 17）。正如地震会伴发泥石流、海啸，肾绞痛也会伴发其他一些症状，例如血尿。典型的肾结石表现就是肾绞痛和血尿，有时出血量极微，肉眼看不出来，需要尿常规检查才能测出。

在疼痛和血尿发作时，可有沙粒样小结石随尿排出。结石通过尿道时有尿流堵塞及尿道内刺痛感，结石排出后尿流立即恢复通畅，患者顿感轻松舒适。

肾结石如果没有得到及时治疗，可能会引发肾积水、肾功能不全、感染，最为严重的是诱发鳞癌。所以，不管是引起"地动山摇"的结石，还是"安静的"结石，都要引起足够的重视，积极治疗，去除结石，还泌尿系统一个畅通无阻的环境。

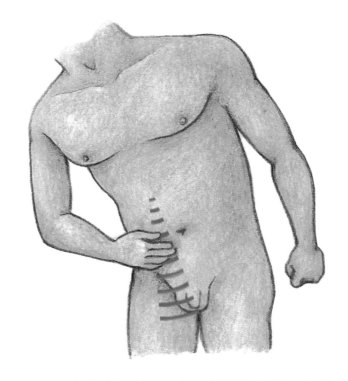

图 17. 肾绞痛放射痛，向下辐射到腹部、大腿内侧、阴囊或外阴部。

24

6

会隐身的结石

有一句话叫做"有图有真相"！泌尿系统结石的诊断，同样也需要可靠的"图"作为依据。超声检查、腹部 X 线检查和螺旋 CT 就是泌尿外科医生常用来诊断结石的影像学图片。

一、超声检查

人的耳朵能听到的声波频率在 20~20,000 赫兹，超过此频率的声音人耳无法听见，称为"超声波"。在动物世界中，有些动物利用超声波进行定位和沟通，例如蝙蝠、海豚等。蝙蝠的口腔发出超声波，超声波遇到障碍物会反射回来，蝙蝠通过耳朵接收它，判断障碍物体方位，随之调整自己的飞行姿态。超声波在医学上使用非常广泛，有超声检查、超声碎石、超声雾化等。超声检查使用的超声波频率在 2.5~10 兆赫兹。分为 A 型超声、B 型超声等，A 型超声现在很少使用，常用的是 B 型超声，就是大家常说的"B 超"。

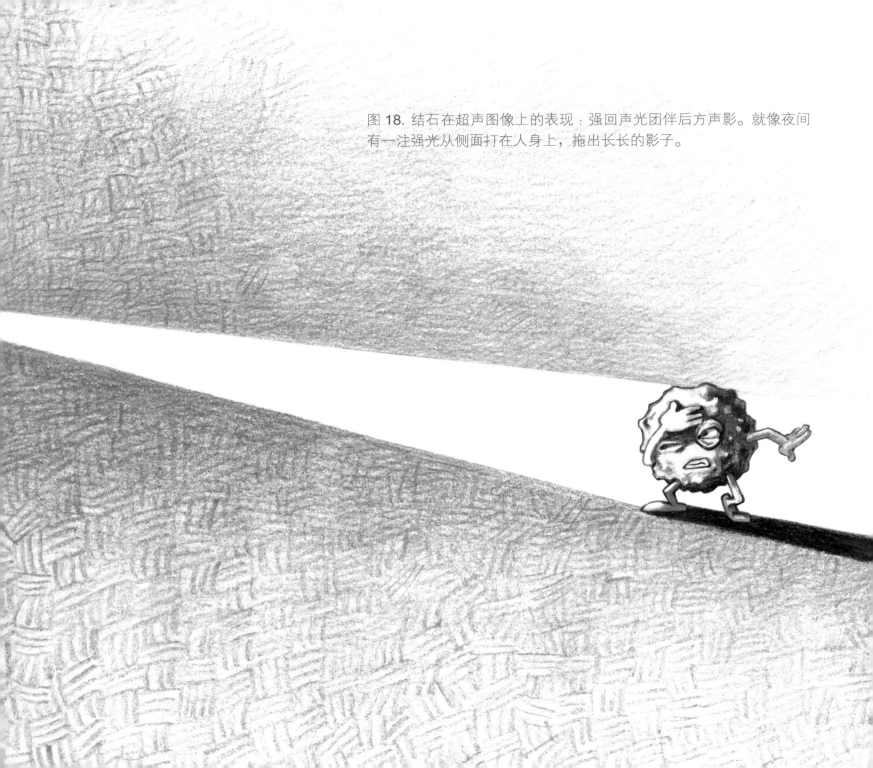

图 18. 结石在超声图像上的表现：强回声光团伴后方声影。就像夜间有一注强光从侧面打在人身上，拖出长长的影子。

超声检查是泌尿系统结石患者的首选项目。结石患者的超声检查报告单中，常常有这样的一句话："强回声光团，伴后方声影"，这就是结石在超声上的典型表现，就像夜间有一注强光从侧面打在人身上，拖出长长的影子（图 18）。超声可以很好地观察和诊断肾、膀胱部位的结石，但对于输尿管结石的观察效果较差，只能够观察输尿管上段的结石，输尿管中段、下段的结石由于前方肠道中气体对超声波的遮挡，基本上观察不到（图 19）。如果结石位于输尿管最下端接近膀胱的地方，位置够低，超声反而可以观察得到。

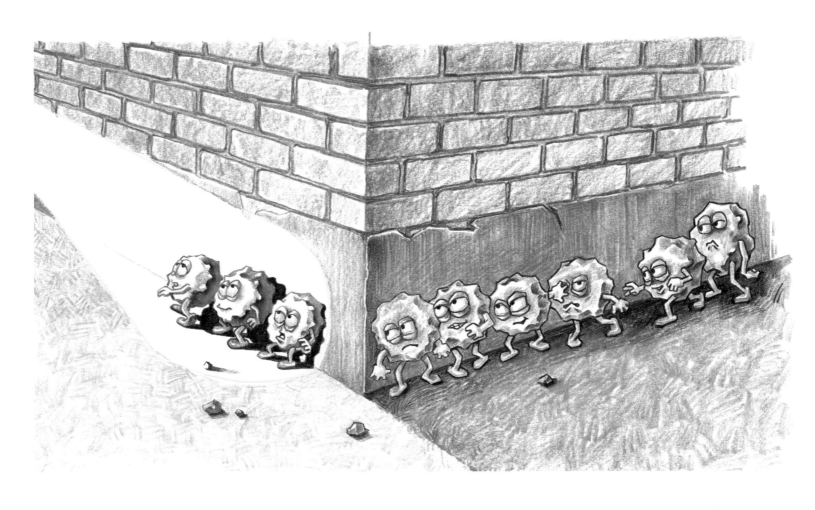

图 19. 输尿管中段、下段前方肠道中的气体会对超声波产生吸收和分散，所以超声波无法到达后方的输尿管，中下段的结石基本上观察不到。

二、X 线检查

泌尿系统的 X 线检查，英文全称为 Kidney Ureter Bladder，简写为 KUB 平片（即肾输尿管膀胱平片），在泌尿系统结石患者的诊断中具有重要的价值。由于大部分的结石成分中都含有钙盐，故在 X 线平片上可表现为致密影（即亮点）。在临床中，KUB 检查往往又会和 IVU 组合成"黄金搭档"，即"KUB+IVU"。IVU，中文全称为"静脉尿路造影"，又称"排泄性尿路造影"，也是泌尿系统结石的基本检查。它是利用注射入人体静脉内的造影剂，观察其在尿路的排泄过程，从而使尿路及尿路结石在 X 线上显影。"KUB+IVU"组合，就像侦探小说里的福尔摩斯和华生，齐心协力地侦破各种结石"案件"（图 20）。

在 X 线的照射下，根据结石不同的显影亮度分成两类——阳性结石和阴性结石。

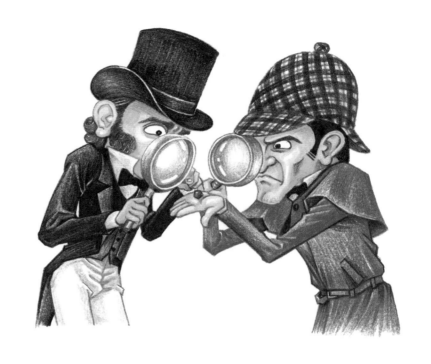

图 20. "KUB+IVU"：发现泌尿系统结石的黄金搭档。KUB 是肾输尿管膀胱平片，IVU 是静脉尿路造影。

结石在 KUB 平片上是否显影，取决于其对 X 线的吸收程度。一般来说，结石钙盐成分的含量越高，在 KUB 平片上就越亮，越能显影，称为"阳性结石"，按亮度由高到低，依次为草酸钙、磷酸钙、磷酸镁铵和胱氨酸结石。此外，结石的厚度及密度也会影响结石的亮度。有一种由尿酸或尿酸盐组成的结石，它和软组织对 X 线的吸收度十分相近，在 X 线上几乎不显影，所以此种结石也形同"隐身"，故被称之为"阴性结石"（图 21）。值得注意的是，尿路结石的成分往往是混合的，只有纯的尿酸结石或尿酸盐结石才会完全不显影。

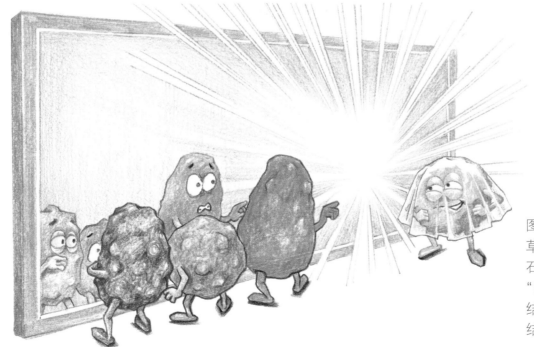

图 21. 会"隐身"的结石——草酸盐、磷酸盐、胱氨酸结石在 X 线上均能显影，叫做"阳性结石"，尿酸或尿酸盐结石不能显影，称为"阴性结石"。

（三）螺旋 CT

对于这部分会"隐身"的阴性结石，医生们搬来了"救兵"——螺旋CT。在普通平片上不能显影的"阴性结石"在 CT 上统统能"真相大白"（图22）。它不会受到肠道气体的干扰，能够清楚地显示任何大小和形态的结石。平扫螺旋 CT 不用在患者血管里注射造影药物，检查效率更高，比其他的影像学检查更具优势。因此，在有条件的医院里，CT 检查在确诊泌尿结石方面已经基本取代了腹部平片。

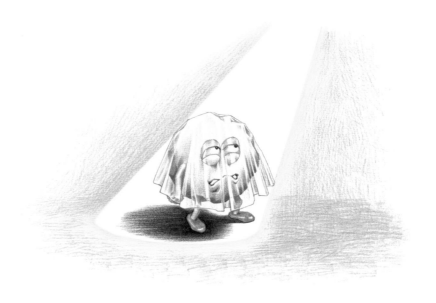

图 22. 阴性结石在 CT 下"原形毕露"。

结石在不同影像学检查中有不同的表现，B 超简单方便，但不易观察清楚输尿管中下段的结石，X 线平片检查和造影片检查结合能够很好地观察结石，不过 X 线检查对阴性结石无可奈何，最好的检查手段是泌尿系统螺旋 CT 平扫，对任何种类、大小的结石都能了如指掌，在临床上用得越来越多。所以，针对不同的患者灵活应用不同的检查手段才能取得好的效果。

7

啤酒配海鲜——结石的"好朋友"

夏日海边,凉风习习,一桌海鲜,几箱啤酒,数位知心朋友相聚一起,谈天说地,海鲜入肚,畅饮无限,别是一番情怀(图23)!

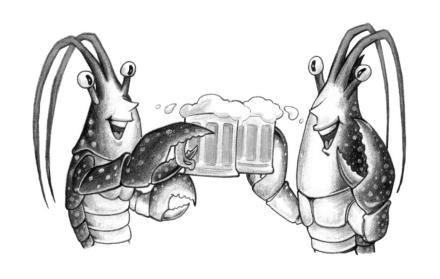

在吃得酣畅淋漓的同时,殊不知危险就在眼前,前方写着大大的两个字——结石!原来海鲜富含嘌呤成分,而啤酒则富含维生素,其中维生素 B1 是嘌呤分解代谢的催化剂。也就是说边吃海鲜边喝啤酒,维生素 B1 与嘌呤混合在一起,加快了嘌呤代谢生成尿酸的过程,会导致人体血液

图 23. 痛风和结石患者不宜同时食用海鲜和啤酒。

中的尿酸含量急剧增加，形成高尿酸血症，导致痛风，同时尿液中的尿酸也急剧升高，大大增加了患尿酸结石的风险（图 24）。

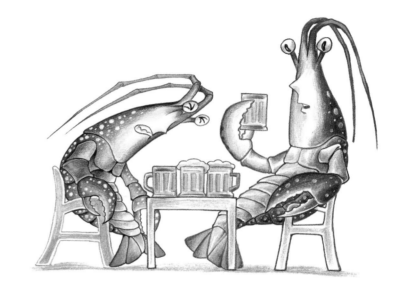

啤酒中除了维生素 B1，过量酒精也能引起高尿酸血症，这个早在 20 世纪 80 年代就已经得到证实。有人提出了两种可能机制：一是酒精促进尿酸合成增加；二是尿酸排泄减少，原因是乙醇氧化成乙酸导致乳酸血症。最终导致大量尿酸堆积，不能及时排出体外，以钠盐的形式沉淀下来，沉积在肾形成肾结石，沉积在关节引发痛风。严重时，满身红疙瘩，关节疼痛万分，无法行走。真是"贪得一时口福，吞下难忍苦果"。

图 24. 海鲜是嘌呤含量很丰富的食物；而啤酒中的维生素 B1 是嘌呤分解代谢的催化剂。边吃海鲜边喝啤酒，会使得嘌呤与维生素 B1 混合在一起，加快了嘌呤代谢，生成大量尿酸，形成高尿酸血症，引发痛风和尿酸结石。

互联网上也有文章为啤酒喊冤，认为啤酒中维生素 B1 的含量不高，甚至有观点认为适量饮用啤酒可以降低患肾结石的风险。这些说法的出处不太明确。反之，高尿酸血症与啤酒、海鲜、肉等摄入有关，血清中尿酸含量与啤酒饮用量呈正相关，这些观点有着明确的文献出处（T.G. Rider, K.M. Jordon, Rheumatology 2010, 49, 5-14; H.K. Choi, G. Curhan, Arthritis Rheum, 2004, 51, 1023-1029）。

啤酒和海鲜不能同时吃！

啤酒和海鲜不能同时吃！

啤酒和海鲜不能同时吃！

重要的事情说三遍。海鲜中海鱼、扇贝嘌呤含量最高，动物内脏、肉汤等嘌呤含量也很高，所以啤酒最好不要与这些食物一起享用。

那么喜欢吃海鲜的人如何注意预防结石呢？

最重要的是大量饮用白开水，保证每天尿量在 2000 毫升以上。除去人体新陈代谢需要的 1000 毫升水分，要保证每天尿量 2000 毫升，就需要饮水 3000 毫升左右。尽量少饮用饮料，因为甜饮料会增加尿酸结石的风险。吃海鲜的时候，最好先将海鲜水煮一下，嘌呤容易溶解在汤里，海鲜汤最好少喝。

夏日海边，依旧凉风习习，数位知心朋友相聚一起，一桌海鲜，几瓶白开水，好好享用海鲜的美味，饱口福的同时避免痛风和结石的发生，更是一番对健康负责任的态度！

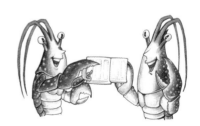

8

喝牛奶能喝出结石吗？

蛋白质和钙摄入过量，是尿路结石形成的重要因素。而我们日常生活中越来越重要的牛奶恰恰就富含蛋白质和钙。那么，喝牛奶和结石的形成有什么必然联系吗？怎样才能科学地喝牛奶？

一、喝多少牛奶？

过量补充钙剂、过量饮用牛奶易导致结石。

科学家发现，如果每天喝 250~500 毫升牛奶，可以降低患肾结石的风险。这是因为除了钙摄入过多会形成结石，草酸摄入过多也是一个重要原因。而牛奶中的钙在消化系统中与草酸结合，形成不被人体吸收的沉淀，也就减少了草

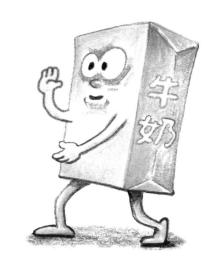

图 25. 过量饮用牛奶易导致结石。

酸进入人体到达肾的机会，从而起到预防肾结石的作用。

凡事都有度！如果每天补充的钙剂大于 1000 毫克，会大大增加尿液中钙的浓度，从而增加患肾结石的风险。过量地饮用牛奶，为草酸钙结石的形成提供了大量原材料，容易引发尿路结石。所以，不能大剂量地补充钙剂，饮用牛奶也需适量（图 25）。

二、什么时间喝牛奶？

由于牛奶中含有丰富的钙质、维生素 B6、色氨酸等有助睡眠的物质，很多人喜欢睡前饮一杯牛奶。不过，如果喝完牛奶倒头就睡，则是最受结石欢迎的生活方式。因为牛奶中的钙经过胃肠的吸收进入血液，最终会排泄到尿液中。喝牛奶之后的 2~3 个小时正处于尿钙排泄的高峰期，如果此时人体处在睡眠中，尿液本身就浓缩，加上尿钙的排泄高峰，就非常容易形成结石。所以，如果想借助牛奶来助眠，又不想增加形成结石的风险，请在睡前 2~3 小时喝牛奶（图 26）。

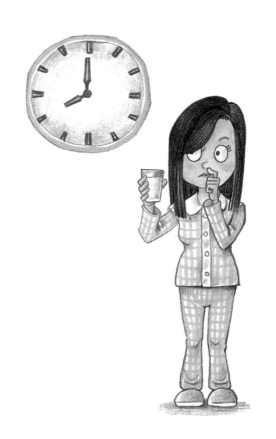

图 26. 提倡最好晚上睡前 2~3 小时喝牛奶，然后准备入睡，有助于尿钙的排泄，降低肾结石形成的概率。

三、能用牛奶送服药物吗？

有人吃药时喜欢用牛奶送服，认为用有营养的物质送服药物会有好处。殊不知，牛奶会影响胃对药物的吸收。临床试验研究药物在人体中的药物代谢动力学数据时，说明书一般建议用水送服药物。这些水不包括牛奶、饮料等。

总结起来，牛奶虽好，适量饮用、适机饮用是关键。不能因为牛奶含有蛋白质和钙，就完全不喝牛奶，适量饮用牛奶会降低草酸的摄入，对预防结石是有好处的。多少算适量？每天 1~2 杯就可以，不能把牛奶当水喝。尽量不要晚上临睡前喝牛奶，不要用牛奶送服药物。

另外，年轻人爱喝维生素 C 果汁饮料，殊不知维生素 C 在代谢过程中会生成草酸的前体物质，大量补充维生素 C 容易形成结石（图 27）。肉类食物也是蛋白质摄入的重要途径，少吃肉比少喝牛奶更重要。每天摄入的蛋白质总量最好不超过 50~75 克。

最后，记住预防结石最重要的一招就是——多喝水！

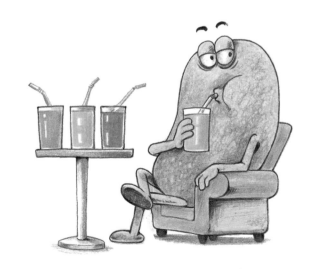

图 27. 大量饮用饮料可能促进肾结石的形成。

9

喝水的讲究

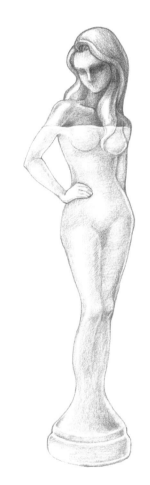

　　水是生命之源！人体体重的 **70%** 由水组成（图 28）。人的生命一刻也离不开水。缺水，结石也会和你的身体"结缘"！这是因为人体在缺水时，尿液会发生浓缩，其中的"成石"物质就会"抱团"，久而久之会形成坚硬的晶体，最终形成结石。因此，预防泌尿系统结石最好的办法，就是多喝水。

　　那么，喝水究竟有什么讲究，怎样喝才是健康的方式呢?

　　一、喝多少水?

　　要预防泌尿系统结石，就要保证每天的尿量不低于 1000~2000 毫升。但是我们喝下的水，并不全都是通过尿液排出体外，还可以通过皮肤出汗、肺部呼吸甚至粪便等途径排出。因此，科学家们建议，应坚持每日饮水量 2000~3000 毫升，

图 28. 构成人体的 **70%** 是水。水分分别占大脑重量的 **85%**，心脏的 **80%**，肾的 **68%**，骨骼的 **22%**，血液的 **90%**。

38

相当于 10~12 杯水，这样才能稀释尿液，把在肾中积聚和沉淀的钙质、杂物排出体外，才可以有效地预防结石。

二、怎么喝水？

多喝水，不是一次喝个"水饱"。理想的状况下，我们要将需要喝的水均分在全天 24 小时里，缓慢、适量地饮用，才能保证尿液中的"成石"化学物质在任何时候都保持在一个较低的水平。但在日常生活中，很多人都很难做到随时随地喝水。科学研究发现，尿液中形成结石的主要成分——草酸盐的浓度会在每天的上午和晚上处于较高水平，在这个时候，尿路结石形成的风险是最高的。因此，喝水的最佳时刻应在早上起床后、餐间以及晚上。不过，应尽量避免临睡前大量饮水，因为这会造成夜尿频繁，影响睡眠。另外，在气候炎热的夏季，体力运动和大量出汗后，更应该多喝水，避免尿液过分浓缩，造成尿中晶体的沉积（图 29）。

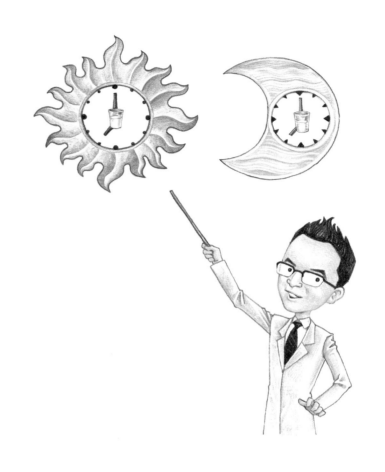

图 29. 喝水时间分配的"科学"——早上起床后、餐间以及晚上，因为草酸盐的浓度会在每天的上午和晚上处于较高水平。

三、喝什么水?

其实一般的白开水就可以了,受很多人追捧的纯净水反而缺少必要的矿物质等,并不是最佳选择。此外,适量地饮用稀释后的天然柠檬水,其中的柠檬酸盐、柠檬酸酯也有助于降低患尿路结石的风险。

值得注意的是,"多饮水防结石"这句话中的"水",并不包含浓茶、咖啡、果汁、牛奶等饮料。这些饮料往往含有较多的草酸盐、维生素 C 或钙质等,大量饮用反而会促进体内结石的形成。因此,饮料虽然好喝,可千万不要"贪杯"哦(图 30)!

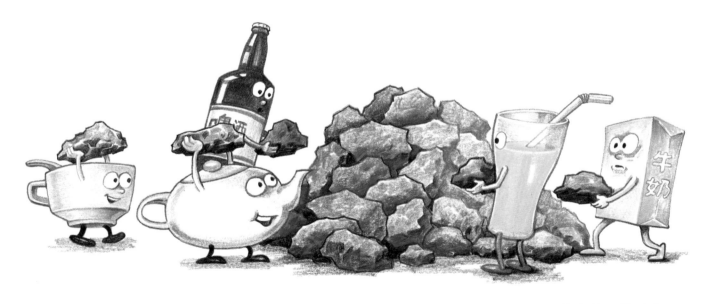

图 30. 饮料虽好喝,但含有较多的草酸盐、维生素 C 或钙质等,大量饮用会促进体内结石的形成!

对于得了肾结石、尤其是输尿管结石的患者，情况又有所不同，并不是所有人都可以多喝水了。当结石的直径过大，超过 1 厘米时，基本上是不可能通过输尿管、尿道自行排出体外的。这些大结石在向下移动的过程中，常常会卡在尿路最细的地方，造成肾绞痛、泌尿系统梗阻。这时候如果患者喝了大量的水，便会对泌尿系统造成更大的压力，甚至引起肾积水（图 31）。因此，当肾结石、输尿管结石超过一定的大小时，切勿盲目采取"喝水排石"的方法，当务之急，应先去找专业泌尿外科医生诊治。

选对水，喝足水，有些情况下悠着喝，是预防泌尿系统结石的要点，你都掌握了吗?

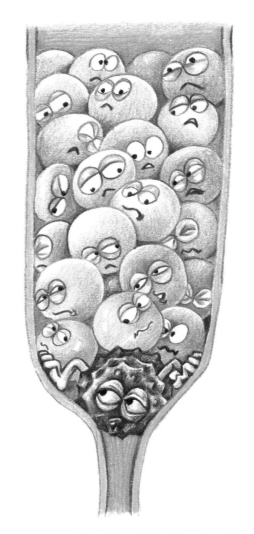

图 31. 输尿管中较大结石嵌顿的患者，切勿盲目"喝水排石"!

10

硬水就一定导致肾结石吗？

近些年，硬水软水的概念在人们生活中出现的频率越来越高。可很多人却是只知其名，不知其理。我们先来明确概念，什么是硬水？什么是软水？一言以概之，水的硬度，指的是水里所含的钙离子和镁离子的浓度。事实上，目前全球范围内没有统一的软硬水划分标准。通俗来讲，硬水是指含有较多可溶性钙、镁化合物的水。水中含钙、镁等物质成分越多，水的硬度越大。从天而降的雨水、雪水中不含矿物质，是"软水"。在地表流动的河水、湖水以及在地下流动的井水、泉水都是"硬水"。一般来说，地下水中的矿物质含量通常比地表水多。

我们一般用水中碳酸钙含量来计算水的硬度，1 ppm 为一个硬度单位，代表 1 毫克 / 升的碳酸钙含量。普遍认为，高于 170 ppm 就可称为硬水，而低于 80 ppm 的水称为软水。按照我国标准规定，自来水硬度不超过 450 ppm，自来水集团生产的自来水一般控制在 380 ppm 以下。为了降低硬度，自来水集团还采用地下水与地表水勾兑。从这样的角度来说，只要低于 450 ppm 的硬水都是合格自来水。

提到硬水，很多人担心的是，硬度高的水会诱发结石病吗？

目前来说，水的硬度与泌尿系统结石的关系尚未明确。

先来看泌尿系统结石，75% 以上的泌尿系统结石是草酸钙结石，其成因相当复杂，既有摄入过多钙、草酸的原因，更有机体自身的因素。我们日常生活中使用的自来水虽然属于硬水范畴，但事实上，适度的硬水能补充矿物质，并不会增加形成结石的风险。硬水中钙、镁离子有些是以碳酸氢钙或碳酸氢镁的形式存在，国人喝水都习惯将水烧沸后再饮用，碳酸氢盐变成碳酸盐，不溶性的碳酸盐就沉淀下来。所以，生活中习以为常的自来水烧开的过程，就是一个让硬水软化的过程。烧开的过程中，矿物质沉淀成水垢，减少了水的硬度，饮用更合适（图 32）。人们喝白开水的时候，有时一不小心就把水垢喝了进去，并不会形成结石。这是因为水垢中的钙是固体钙，大部分不会被人体吸收，它会随着粪便排出体外。而且人体对水的硬度有一定的适应性，改用不同硬度的水（特别是高硬度的水）可引起胃肠功能的暂时性紊乱，但一般在短期内就能适应。除了煮沸喝水之外，还当注意的是，煮饭、煲汤最好使用软化过的水。

再来看肾结石。正如前面提到的，要预防肾结石，主要在于减少草酸摄入。

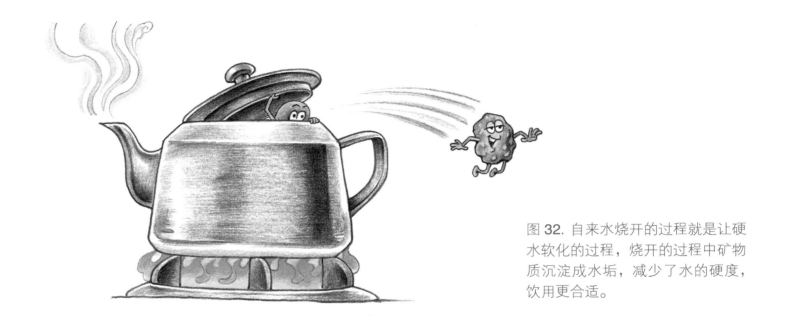

图 32. 自来水烧开的过程就是让硬水软化的过程，烧开的过程中矿物质沉淀成水垢，减少了水的硬度，饮用更合适。

菠菜、苋菜、土豆、豆类、葡萄、橘子等是含草酸较高的食物。过量的草酸摄入和过量的钙摄入一样会引起结石。必须二者兼顾才能减少结石形成。

隶属于美国卫生及公共服务部的国家糖尿病消化及肾病总署官方网站对于钙与肾结石的关系给出了解释：饮食中的钙不会增加草酸钙结石风险。钙通过与食物中草酸结合，阻止其进入血液通过肾形成结石。草酸钙结石患者每日应从饮食中摄取钙量 800 毫克，在预防肾结石的同时维持骨密度。

如上所述，日常饮用的水质经过检验，完全没有问题。为减少结石的发生，除了饮用经过煮沸的水，减少水的硬度外，减少草酸的摄入同样重要。

11

柠檬水多多益善吗？

　　有一首曾经脍炙人口的《柠檬树》写道："爱多美丽，充满香气，只是在心里它总是酸溜溜地，我不懂我自己，越来越像柠檬树"。可见，柠檬与爱情，都是酸涩兼具。柠檬之所以以酸闻名，是因为其中含有丰富的柠檬酸等有机酸，含量高达 6.4%，被誉为"柠檬酸仓库"。柠檬中最主要的营养成分有糖类，还有钙、磷、铁及维生素 B1、维生素 B2、维生素 C 和烟酸等。依靠独特的味道，柠檬成为一种极受欢迎的水果，也是调制鸡尾酒和制作饮料的重要食材。它丰富的药用价值也日益受到人们喜爱，柠檬片泡水饮用甚至成为了一种时尚。很多微商甚至以此为噱头，将各种柠檬制品推到了可治百病的地位。

　　扒开噱头看真相，我们来客观讨论下柠檬的药用价值。柠檬富含维生素 C，既可以提高免疫力，预防感冒，又是人们推崇的美白佳品，能预防和消除皮肤色素沉着。柠檬水开胃消食、生津止渴，可以解暑；柠檬水能减少钙离子促进血液凝固，可以减少心血管疾病的发生（图 33）。那么，柠檬在预防和治疗结

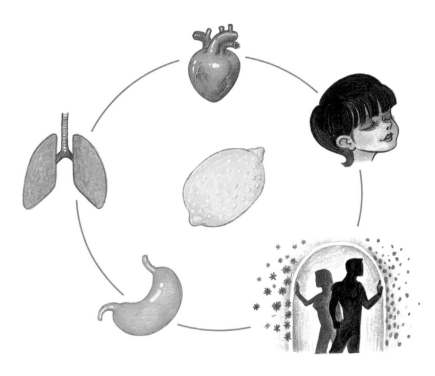

图 33. 柠檬水的功效，诸如预防心梗，美容养颜，增强免疫力，开胃消食和止咳化痰等。

石方面，又有什么作用呢？

第一，柠檬水中含有大量柠檬酸盐、柠檬酸酯，能预防尿中的矿物质在肾内形成结晶体，即肾结石。第二，柠檬水可以碱化尿液、预防尿酸结石。这里貌似有个悖论，酸的水果反而可以碱化尿液呢？这是因为，柠檬酸虽为酸性，但柠檬酸的代谢产物为二氧化碳和水，二氧化碳随呼吸呼出体外，不再为酸性。而柠檬中的钾离子、钙离子能与尿液中的酸根离子结合，减少尿液的酸性，使尿液呈弱碱性，有助预防肾结石，尤其是痛风患者容易得的尿酸结石，对减少痛风也自然有益（图34）。

说了这么多柠檬水的神奇功效，那么是不是柠檬水喝得越多越好呢？当然不是。凡事应有度，过量饮用柠檬水对人体还是有伤害的。柠檬水容易腐蚀牙釉质，引发口腔问题；空腹时大量喝柠檬水，会造成胃酸过多，引起胃部疼痛。尤其是小朋友和老人，每天饮用不宜超过 1000 毫升。由于纯柠檬水的 pH 值低达 2.5，而人体血液正常的 pH 值是 7.35~7.45，属于弱碱性体质，所以纯柠檬水并不适合饮用，胃酸过多者和胃溃疡者也

图 34. 柠檬水可以预防肾结石，喝含柠檬汁的饮料可提高尿中的柠檬酸酯水平，该物质能抑制尿中的矿物质在肾内形成结石。

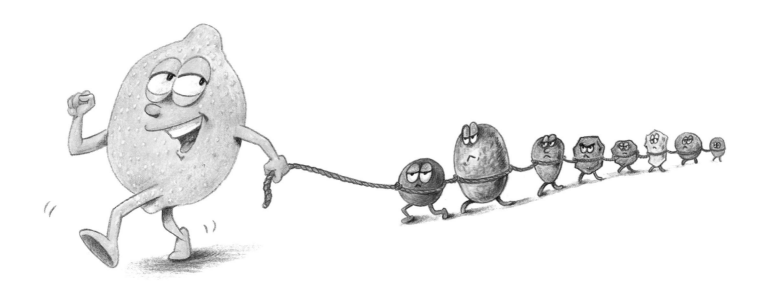

不宜饮用稀释后的柠檬水。

所以，柠檬虽好，也应适量食用（图 35）。尤其是肾结石患者，应该在医生指导下治疗结石。没有一种食物，可以有效地代替医疗手段。这才是每一个尊重科学的人应该持有的态度。

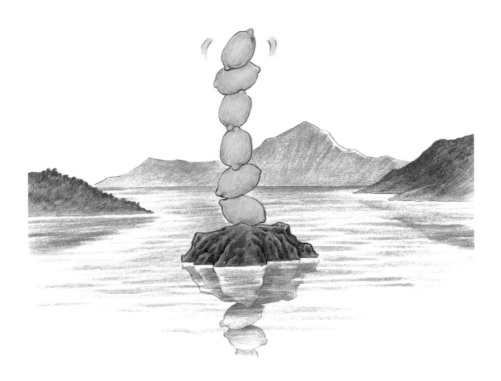

图 35. 适量饮用柠檬水可以预防肾结石。过量饮用不利于人体健康。

12

吃药吃出的结石

药物是我们战胜病魔的有力武器，"生病就要吃药"这个观念已经深深扎根于我们的思想之中。但是，人们也常说"是药三分毒"，这个"毒"说的就是药物的副作用。有些药物吃多了，就有可能"吃出"泌尿系统结石。

根据以前的研究，1%~2% 的肾结石是由于药物引起的，这部分结石在医学上被称为"药源性结石"。最早在 20 世纪 40 年代，国外就有服用磺胺嘧啶出现肾结石的报道，但是当时人们还没有认识到药物和结石的因果关系。直到 1980 年，一名叫做埃廷格的泌尿外科医生发现和报道了氨苯蝶啶引起肾结石，第一次提出了药源性结石的概念（图 36），人们才对药物导致结石引起足够重视。

不同药物导致泌尿系统结石的原因不尽相同，主要分为两个方面。一方面是由药物或其进入体内后发生代谢后的物质在尿中过饱和，形成了结晶，即结石的成分就是药物本身，如磺胺类药物、氨苯蝶啶、茚地那韦等；另一方面则

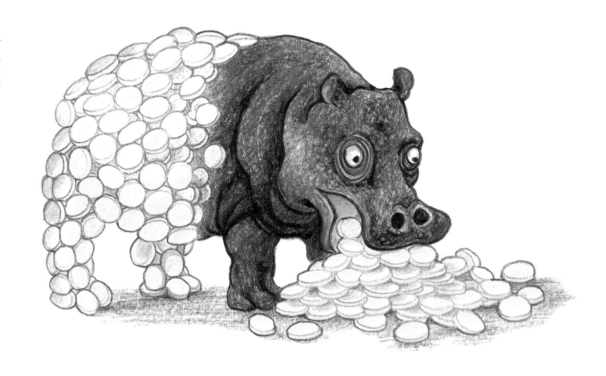

图 36. 药源性结石——有些药物的过量服用会导致结石，称为"药源性结石"。

是药物间接改变了尿液的环境，促进了尿路结石的形成，如过度使用维生素 C 或 D 等。

氨苯蝶啶是一种在医院里常用的保钾利尿剂，可以让身体排出多余的水分，常用于治疗各种水肿的患者。过去，氨苯蝶啶是引发肾结石报道最常见的药物。随着近年来艾滋病感染病例的不断增加，用于治疗艾滋病的茚地那韦和磺胺嘧啶引发肾结石的报道也逐渐增多，已经成为药源性结石最常见的原因。另外，还有我们生活中常听到的或者用到的，如磺胺类、头孢曲松、环丙沙星这类抗生素，也有可能导致泌尿系统结石。科学家们通过对长期服用过此类药物患者的结石成分进行分析，都发现了药物的踪迹（图37）。不过，除磺胺类药物外，头孢曲松、环丙沙星等导致的泌尿系统结石不太常见。

随着人们健康意识的不断增加，预防性补钙的观念也越来越普遍。由于大部分泌尿系统结石都含有钙的成分，很多人都担心补钙会增加结石的风险。但以现在的科学角度来看，钙剂不增加也不减少患结石的风险。只要合理安排钙剂的服用时间即可。这是因为尿路结石大多都是由草酸盐和钙在泌尿系统中结合并沉积而成的。草酸也是结石形成的重要原因，很多食物都含有草酸，很难完全

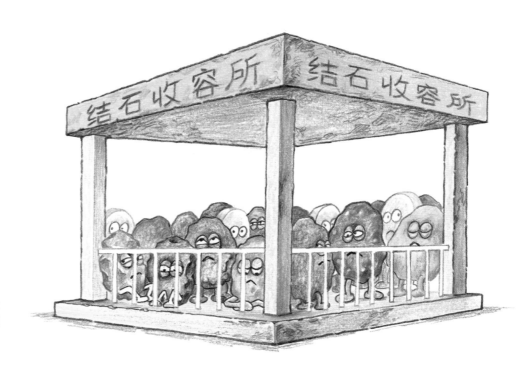

图 37. 有些药源性结石本身就是药物成分（如氨苯蝶啶、茚地那韦、磺胺嘧啶、头孢曲松）。

不吃含草酸的食物。如果能在餐中服用钙片，让钙与食物中的草酸结合，在胃肠道就形成草酸钙结晶，随粪便排出体外，就能减少泌尿系统中草酸的浓度，减少结石的发生（图38）。相反，我们非常熟悉的维生素C，在体内会代谢成草酸，有可能会增加形成草酸钙结石的风险。

值得注意的是，药源性结石的形成不仅与服用药物本身的特性相关，也和我们的身体状况有关。如果平时喝水过少引起尿量少、尿液的酸碱度异常、既往的结石病史都会促进药物形成结石。而且，含有药物或其代谢物的结石在影像学上表现比较特殊，其密度比较低，在X线的照射下容易"隐身"，不太容易被发现。此时，就需要借助CT、B超、尿路造影等检查来协助诊断。排出或取出结石后，利用红外光谱结石成分分析的方法分析结石的具体成分，从而找出与药物的联系，就可以有针对性地采取预防措施了。

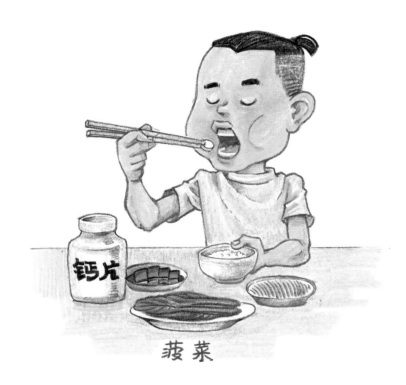

菠菜

图 38. 钙补充剂的服用时间有"讲究"——餐中补钙。

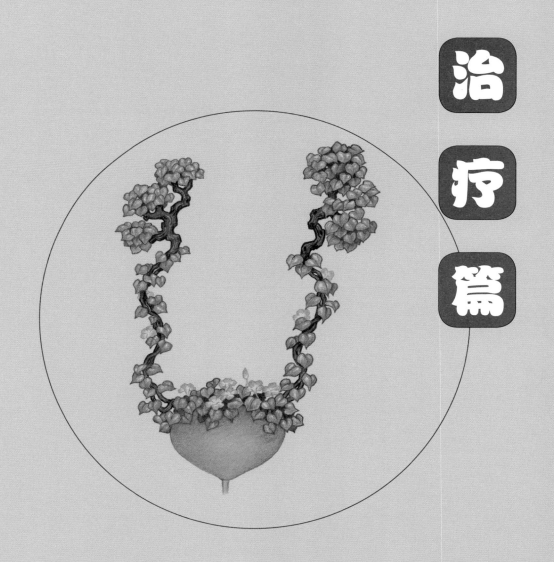

治疗篇

13

倒立、跳绳能把结石排出来吗？

根据最新的流行病学研究显示，我国成人肾结石的总体患病率已高达5.8%。这也就意味着每17个人中就有1个人是肾结石患者，且南方较北方更为常见。随着患病率越来越高，各种民间的治疗"偏方"也通过各种渠道传得神乎其神，比如长时间保持倒立的姿势能够"倒"出结石，或者跳绳的上下运动就能把结石"蹦"下来。那么，这些偏方真的有效吗？

事实上，结石能不能自行排出，关键在于两个因素：（1）结石的大小；（2）结石所处的位置。解剖学家发现，输尿管平均直径5~7毫米，有三处狭窄——肾盂输尿管连接处、输尿管跨髂血管处、输尿管膀胱连接处，最窄处直径仅1~2毫米（图39）。

医生们经过多年的临床经验总结发现，如果结石直径在0.6厘米以下，患者的症状也不明显，无感染和肾功能损害，结石的表面较为光滑，待在输尿管的时间不超过两周，结石以下的输尿管无狭窄的话，通过多喝水和药物治疗，

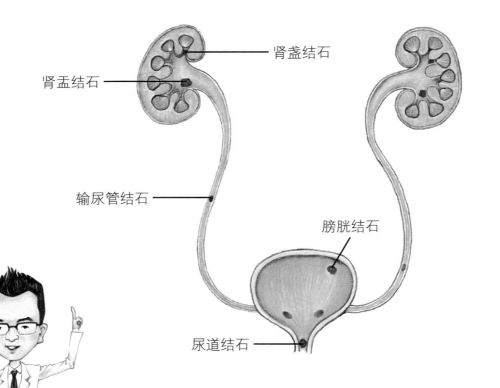

肾盏结石

肾盂结石

输尿管结石

膀胱结石

尿道结石

图 **39.** 泌尿系统的通道和不同部位的结石：肾上盏、肾中盏、肾下盏、肾盂、输尿管、膀胱、尿道结石。

随着输尿管的节律收缩和松弛，80% 的结石是有可能自行排出的。此外，配合跳绳等跳跃运动，促使结石下移，也有可能加快排石（图 40）。但是，这些治疗方法都需要在专业医生的判断和指导下进行，盲目的运动有可能会贻误病情而造成不良的后果。

有些结石的生长部位比较特殊，比如肾下盏位置。如果把肾盏比作一个

56

茶壶的话，那么长在肾下盏的这些结石就相当于沉在了壶底。这类结石，即便直径小于 0.6 厘米，但要想把石头从"壶嘴"处倒出，光通过晃动"茶壶"（比如单纯跳绳的上下运动）是徒劳无功的，必须来个完全倒立（图 41）。因此，对于生长在肾下盏部位的结石，可以考虑采用长时间保持倒立的姿势，但由于体力消耗太大，大部分患者都无法坚持。有一种较为轻松的"膝胸卧位"，即患者跪在床上，胸部贴近床面，

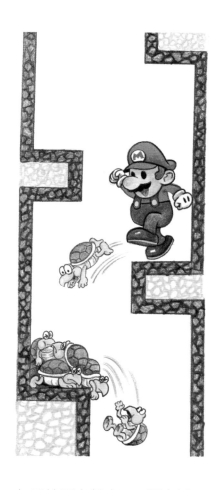

图 40. 如果结石直径在 0.6 厘米以下，结石的表面较为光滑，结石以下的输尿管无狭窄，通过多喝水和药物治疗，配合跳绳等跳跃运动，**80%** 的结石是有可能自行排出的。

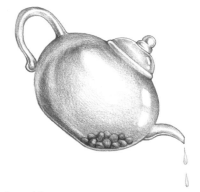

图 41. 肾下盏结石是最不容易排出的结石，就像茶壶底部的沉渣，轻易倒不出来。

臀部高高翘起，这个姿势的关键是要保证肾的下极高于上极，家人们还可以在旁边辅助拍打患者腰背部，有可能有助于结石自然"倒"出（图42）。不过，人的肾毕竟不是茶壶，肾的内部不像茶壶光滑和宽敞，单凭倒立的方法并不能保证能排出肾下盏结石，在临床上很少推荐患者这么做。

对于超过直径0.6厘米的结石，想通过以上方法自行排石就更为困难了，这时候就需要借助体外冲击波碎石，或是利用输尿管镜逆行进入尿道、膀胱、输尿管和肾，将石头"打碎"后再顺着输尿管、膀胱和尿道排出来。对于直径超过2厘米的更大结石，最好还是通过另外一种微创的手术——经皮肾镜取石术将结石"取"出。

所以，倒立、跳绳这些土办法对于排出结石作用真是不大，结石能不能排出来要看结石的大小和部位。排不出来也不用着急，种类繁多的微创手术能够将结石去除干净呢！

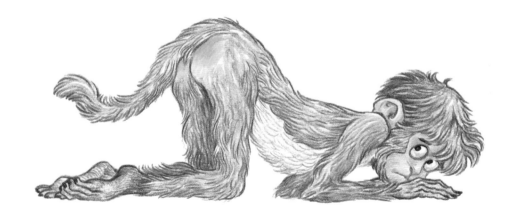

图 42. 膝胸卧位时，肾的下极高于上极，理论上有助于排出肾下盏的结石。不过，人体结构有其特殊性，单凭倒立的方法并不能保证能排出肾下盏结石，在临床上很少推荐患者这么做。

14

隔山打牛——体外冲击波碎石

碎石，是老百姓非常熟悉的一种治疗结石的方法。它的全称叫做体外冲击波碎石术。它利用冲击波在人体组织与结石的界面上产生应力效应，挤压和拉伸结石，粉碎后的结石随尿液排出体外。

牛顿在苹果树下休息，被偶然掉落的苹果"砸"出了万有引力定律。据说体外冲击波碎石机器的发明，也同样是源自一个偶然的现象。20世纪60年代初，联邦德国多尼尔航空公司的科技人员发现，当飞机高速穿过雨云的时候，飞机某些部位会有一些伤痕，而外壳却保持完好无损。针对这一有趣的现象，多尼尔航空公司顺势成立了自己的冲击波研究室，并在1980年生产了世界上第一台体外碎石机器，并很快应用于临床。

冲击波碎石利用的是冲击波能在不同声阻抗的物质交界处产生应力效应。冲击波产生后，经过水槽或水囊中的水传到人体皮肤、肌肉及内脏组织，由于人体组织的声阻抗与水的近似，所以几乎不产生能量损耗，不损伤人体组

图 43. 体外冲击波碎石的原理：人体组织和结石的声阻抗不同。冲击波能在不同声阻抗物质接触的地方产生应力，也就是在结石的表面产生作用，而在人体组织传播过程中不产生损伤。

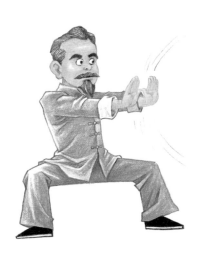
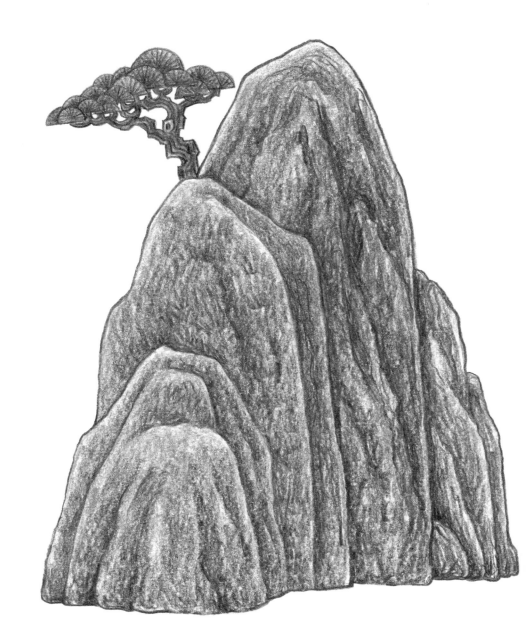

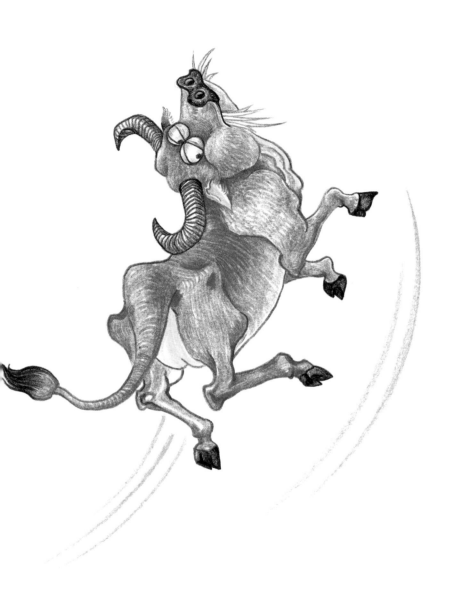

织。冲击波抵达结石时，由于结石的声阻抗完全不同，冲击波产生的压强可以破坏结石；在离开结石时，又由于声阻抗的不同发生反射、产生拉伸力，进一步破坏结石。冲击波的这种作用就像武林高手"隔山打牛"，内力能透过山石将牛打飞而又不对中间物体产生影响（图43）。这项高科技技术，是20世纪80年代医疗技术的重大突破。它让结石患者免遭手术痛苦的梦想得以实现，是泌尿外科微创治疗发展史上的里程碑。

科学没有国界，在碎石机问世后，很快在世界范围内得到了推广，世界上的很多国家也都开始生产出体外冲击波碎石机。1982年，由郭应禄院士牵头，北京大学第一医院与中国科学院声学研究所共同研发我国的第一台碎石机，并于

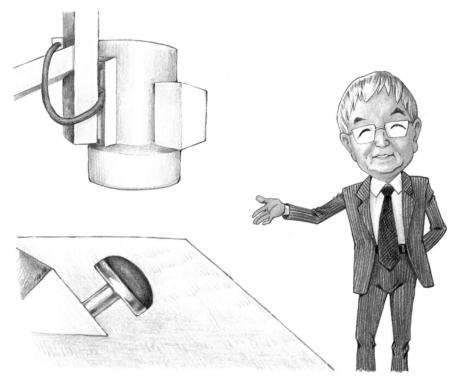

图 44. 1982 年，由郭应禄院士牵头，北京大学第一医院与中国科学院声学研究所共同研发我国的第一台碎石机（最初为水槽式，患者需躺在水槽中，此图为第二代水囊式碎石机）。

1984 年开始用于临床（图 44）。三十多年以来，国内外的体外冲击波碎石已高达数千万例。

目前，体外冲击波碎石已经发展得非常成熟，特别是在先进定位仪器的辅助下，能够使能量精准聚焦在结石部位，既保证了患者的碎石效果，又能最大限度地保护人体，具有安全可靠、无痛苦、碎石效果显著和快速等优点。

但是，体外冲击波碎石并不是"包打天下"。结石有大有小，哪些情况是适合体外冲击波碎石的呢？如果患者的结石太小，使用这项技术，就好像用高射炮打蚊子，有些大材小用；太大的结石用它去碎，又像是赶鸭子上架，不仅"力不从心"，还会导致结石碎得不彻底，反而堵塞在输尿管内排不出来，最终加重肾积水。经过多年的临床经验累积，泌尿外科医生发现对于直径超过 0.5 厘米且不大于 2 厘米的肾结石、不大于 1 厘米的输尿管结石，体外冲击波碎石术是首选的治疗方案（图 45）。

最后需要注意的是，很多人误把体外"冲击波"碎石叫做体外"超声波"碎石，其实前者用的能量是"冲击波"，不是"超声波"，更不是"激光"。超声波可用于 B 超检查。超声、激光也可用于体内碎石，不可用于体外碎石。

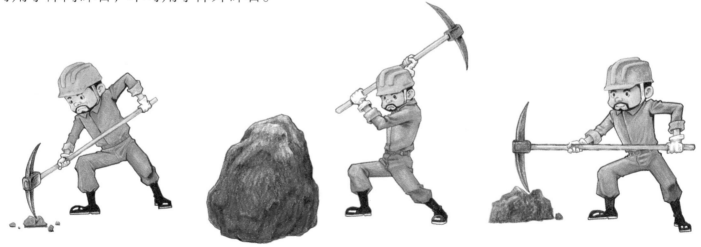

图 45. 体外冲击波碎石术必须用得"恰到好处"，适用于直径超过 0.5 厘米且不大于 2 厘米的肾结石、不大于 1 厘米的输尿管结石。

15

"软硬兼施"治结石

　　人体的输尿管，是一条细长的管道，左右各一，长 25~35 厘米，比我们中国人用的筷子稍稍长一些。输尿管的直径为 5~7 毫米，上面起自肾盂的下端，下面终止于膀胱。输尿管并不是一对笔直的管道，具有一定的弯曲度（图 46）。

　　我们都知道尿是从尿道排出，而尿道往上是膀胱，膀胱往上是输尿管，输尿管再往上就到了肾。而输尿管结石，绝大多数都是从肾掉落至输尿管，原发在输尿管内的结石极其罕见。输尿管镜手术操作，其实就是用输尿管镜逆着尿流的方向进入。它像一根纤细的金属"棍子"，头端装有摄像系统，在电视监视系统下，依次通过人体的尿道、膀胱、输尿管开口进入输尿管，最后到达肾内部。用激光或者气压弹道能量将尿路结石击碎后取出。这种镜子在人体自然的泌尿系统腔道中游走，手术时不留下任何体表切口，是一种纯粹的泌尿外科微创技术。

　　输尿管镜从出现到现在经历了一个发展的过程。医生们最开始使用的是输尿管硬镜。顾名思义，这种镜子就像一根硬质细管，只能直直地往前走，不能

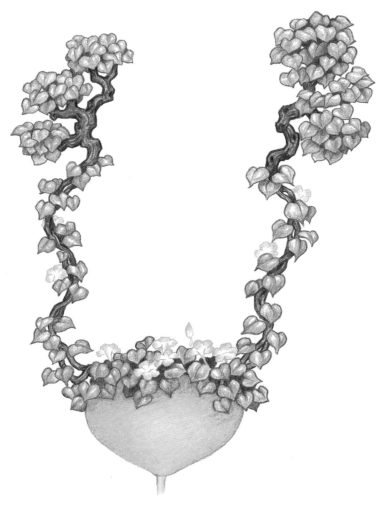

图 46. 人体泌尿系统通道（肾盏、肾盂、输尿管、膀胱、尿道）。

顺着输尿管拐弯，即使到达肾盂，能观察的角度也极为有限，故只适用于治疗输尿管及部分肾上盏的结石。在此基础上，科学家不断对输尿管镜的柔韧性进行改进，发明了输尿管软镜（图 47），也称为纤维输尿管镜。由于其最前端可以随意弯曲，能够到达传统硬镜不易到达的输尿管上段、肾中盏、肾下盏，所以它主要用于肾结石及输尿管上段结石的治疗，尤其适用于肾下盏的结石。这种纤维输尿管镜很软，外观看起来就像是一根塑料管，但在这个直径仅有几毫米的"塑料管"中，密密麻麻地集成了很多精细的通道，比如光学通道用于手术照明，器械通道用于手术时的操作，进水通道用于冲水显露视野。

输尿管软镜作为当前最新的微创手术，自从问世以来，这件微创的"利器"

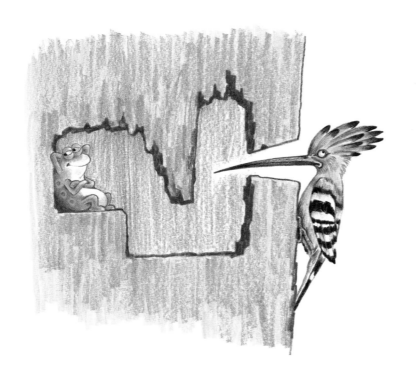

已"静静地"帮助无数患者顺利地清除了"顽石"。但是，任何手术都有适应范围，并非所有的尿路结石都能通过这种方法治疗。泌尿外科医生们一般会利用它治疗小于 2 厘米的，并且没有严重肾积水的结石。这是因为如果肾积水过多，好比拿了一个手电筒在关了灯的室内体育场里找一个人，其难度可想而知了。

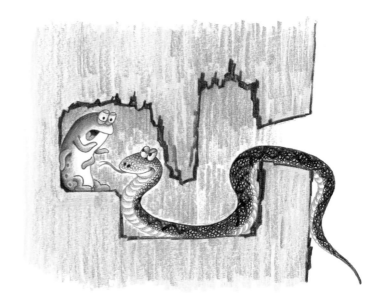

图 47. 输尿管硬镜和软镜的区别——硬镜不可以拐弯，软镜可以拐弯。

66

输尿管镜是一种检查器械，如果需要碎石还要配合能量器械。可以用于碎石的能量有很多种，例如激光、气压弹道等。现在医院中最常用的是激光，它不同于前文所介绍的体外冲击波碎石术的"隔山打牛"，而是"直捣黄龙"，激光直接与结石接触，激光产生的能量被结石中的水分吸收，使含有水分的结石在短时间内"自爆"成粉末状，叫做"钻孔效应"（图48）。多余的能量被周围的水迅速吸收，因此对结石旁的组织不产生热损伤，非常安全。

相较于传统的开放手术，输尿管镜碎石手术具有损伤小、痛苦轻、恢复快等优点，一般术后1天左右患者就可以出院了。现在，输尿管镜手术已成为了主流的体内碎石取石方式。

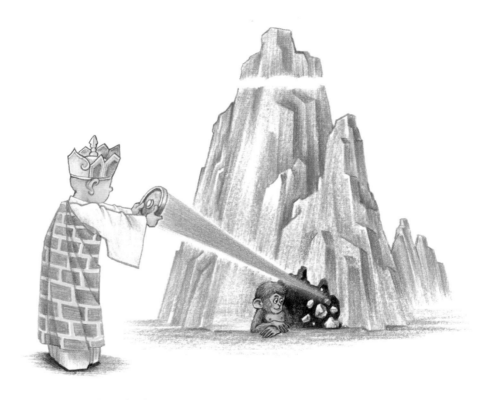

图 48. 钬激光碎石：激光直接与结石接触，激光产生的能量被结石中的水分吸收，使含有水分的结石在短时间内"自爆"成粉末状，这被称之为"钻孔效应"。

16

治结石别忘了检查脖子
——甲状旁腺与结石

　　漫威迷们可能都会知道，漫画《神奇四侠》中有一个整个身体都是由岩石构成的"石头人"。而泌尿外科医生们都知道，在现实生活中，"石头人"是真实存在的。"石头人"泌尿系统的大部分地方都充满了结石，因此尿液无法排出，严重时会出现尿毒症，性命堪忧。漫画中超级英雄之所以变成了"石头人"，是因为不小心受到宇宙射线辐射。而现实中"石头人"并非受到了射线照射，有时候病根也不在泌尿系统，而是脖子出现了问题（图49）。

　　大家也许会很奇怪，泌尿系统结石与泌尿系统有关，怎么又跟脖子扯上了关系呢？那就不得不谈到颈部甲状旁腺这一器官了。甲状腺大家都听说过，位于脖子前部。人们常说的"甲亢"指的就是"甲状腺功能亢进"。甲状旁腺，顾名思义，位于甲状腺旁边，如四个豌豆大小，上下左右各自分布在甲状腺的两侧，是人体的内分泌器官之一（图50）。此腺体能分泌一种激素，叫做甲状旁腺素（parathyroid hormone, PTH）。甲状旁腺素在体内的主要作用是促使骨

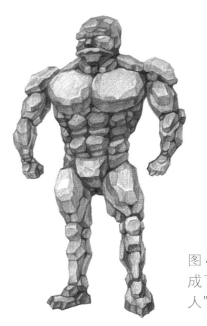

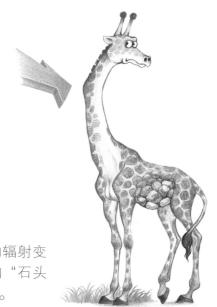

图 49.《神奇四侠》中石头人是受到宇宙射线的辐射变成了石头样子。现实中，泌尿系统被结石占据的"石头人"可能的病因之一就是脖子上的甲状旁腺腺瘤。

骼中的钙释放入血，也可以促进肠道和肾对钙的重新吸收，以此来调节体内血钙的平衡。如果甲状旁腺不小心得了"病"，比如甲状旁腺腺瘤、甲状旁腺增生等，都会导致腺体分泌大量的甲状旁腺素，使骨骼中的钙大量进入血液，然后造成血液中的钙离子浓度迅速升高，即高血钙。一旦血钙的浓度超出一定值，大量的钙离子就会进入尿液中，与其中的草酸或磷酸等酸性离子结合，最终在肾或输尿管中沉积，形成泌尿系统结石。所以，对于这部分甲状旁腺功能亢进的患者，如果只是"头痛医头，脚痛医脚，肾痛医肾"的话，是治标不治本的，患者仍然会处在高血钙状态，会源源不断地提供形成结石的"原料"——钙，也就会出现结石碎了以后还复发，"子子孙孙无穷匮"的情况，

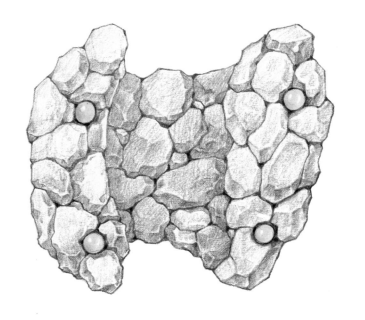

图 50. 甲状旁腺的位置与解剖（从后往前看）：
4 个蚕豆大小般的腺体分布在甲状腺两侧。

最严重时泌尿系统的大部分被结石充满，变成"石头人"。

甲状旁腺功能亢进的患者，不仅反复出现泌尿系统结石，还会出现严重的骨骼疏松。因为骨骼是人体内钙的最大贮存库，在长期超量的甲状旁腺素这个钙的"搬运工"的作用下，大量的钙从骨骼中转移到血液，骨骼中的钙含量连创新低，最终会造成严重骨质疏松（图 51 ）。

因此，对于反复出现泌尿系统结石的患者，不仅要仔细检查泌尿系统，还要对隐藏在脖子上的甲状旁腺"明察秋毫"。医学家们发现，引起甲状旁腺功能亢进大多数的原因都是甲状旁腺出现腺瘤。通过验血检查体内血钙和血中甲状旁腺素的水平，同时借助甲状旁腺的彩超，来确定甲状旁腺是否患有腺瘤。如果确诊之后，除了碎石，可别忘了手术切除甲状旁腺腺瘤哦！

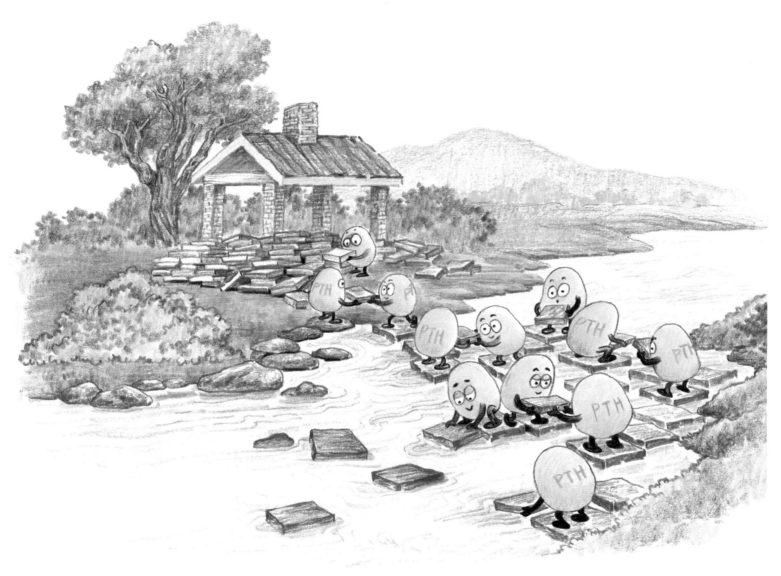

图 51. 甲状旁腺功能亢进时甲状旁腺分泌过多的甲状旁腺素（PTH）。甲状旁腺素将骨骼中的钙大量转移到血液系统中。骨骼中的钙少了，导致骨质疏松。血液系统中的钙多了，沉积到泌尿系统形成结石。

17

平地一声惊雷——妊娠肾绞痛的治疗

女性怀孕期间很担心出现一种情况，说它是大事也算不上，不管它更不行。这就是牙痛。所以，很多女性备孕期间都要上口腔科检查牙齿，就是为了预防孕期出现牙痛。不过，你知道孕期还有可能出现另外一种比牙痛厉害得多的疼痛吗？有些孕妇就是因为这种疼痛半夜去医院急诊，有的为此还差点影响了肚中的宝宝。这种疼痛就是——妊娠期肾绞痛。

这种肾绞痛出现在怀孕期间，所以称为"妊娠期肾绞痛"。往往发病很突然，孕妇夜间正在甜美的梦乡，突然一阵疼痛发作，就像一声惊雷从一侧腰部发出，闪电般向下串至大腿根部，感觉有一台搅拌机在肾里面野蛮"挖掘"，使人疼得直不起腰，豆大的汗珠从额头流下。只好半夜去医院治疗。一针止痛针下去，疼痛像潮水慢慢退去。不过，仅仅数小时安稳过后，肾绞痛还有可能像潮水一样重新涌来。随着疼痛阵阵发作，体温也会升高。不仅孕妇自身痛苦，剧烈绞痛还可诱发宫缩，从而导致流产、早产，危及孕妇和胎儿的安全（图 52）。如

图 52. 孕期肾绞痛发作，疼痛剧烈，极易诱发宫缩，甚至会导致流产。

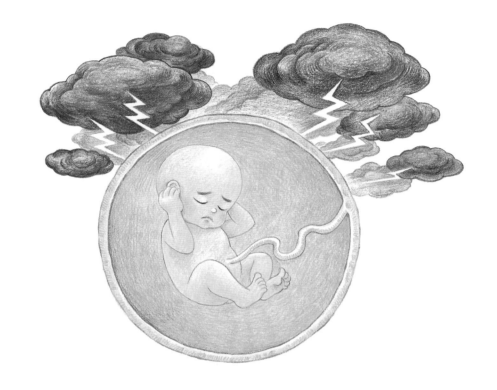

果治疗不及时，合并肾盂肾炎等感染，孕妇的早产率更高，故及时有效的镇痛、解痉、抗感染等治疗非常必要。尤其是近些年，妊娠期肾绞痛发病率有升高趋势。最佳诊断手段为超声检查，既可以检测到有无结石及其位置，还能无伤害地监测宫内胎儿状态。有部分孕妇经过超声检查查出了泌尿系统结石，发生率为 0.05% ~ 0.4%。实际妊娠期合并泌尿系统结石的发生率要高于此数据，因为有些患有结石的孕妇可能没有犯肾绞痛而不上医院检查。

妊娠期泌尿系统结石形成的原因，一般认为是由于妊娠期泌尿系统受增大的子宫压迫以及孕妇体内的钙、磷代谢发生改变，加上妊娠期孕激素水平升高以及自主神经功能的影响，引起泌尿系统平滑肌张力降低，输尿管扩张而且蠕动明显减弱，尿流缓慢，导致结石形成。有些孕妇发生肾绞痛后并没有查出结石，其原因可能是结石较小，疼痛的瞬间已经排出体外，或者因为孕期上述的改变，输尿管蠕动变慢，尿流缓慢，容易淤滞，从而产生肾绞痛。

　　不管有无结石，对妊娠期肾绞痛首先均应采用药物解痉治疗。山莨菪碱（俗称654-2）和黄体酮（孕酮）已在临床应用多年，具有良好的疗效，这两种药物的使用都没有发现明显危害孕妇和胎儿的不良事件。山莨菪碱是临床治疗肾绞痛的首选解痉药，它能够封闭外周 M 胆碱能受体，松弛输尿管平滑肌，从而缓解肾绞痛。但是单用效果有限，而且有可能出现心搏加快、视物模糊、头昏、眼花、口干等副反应。黄体酮既可松弛痉挛的输尿管平滑肌，又可以舒张子宫平滑肌，兼具解痉和安胎的功能，适于妊娠期肾绞痛的治疗。如果黄体酮与山莨菪碱合用可明显减少山莨菪碱的用量，从而减少山莨菪碱副作用的发生。

　　如果药物效果不佳，疼痛继续加剧就会危及胎儿安全，此时就需要用外科手段来治疗。在输尿管内放置一根小小的支架管，起到支撑作用，缓解痉挛。这项操作简便，对孕妇和胎儿影响小，而且疗效确切。

　　妊娠期肾绞痛的患者肾绞痛的原因是因为输尿管梗阻，很容易继发感染，而感染又会加重肾绞痛的病情，形成恶性循环，严重时可发生脓毒血症，严重影响孕妇和胎儿的安全。因此，必要时还

图 53. 妊娠肾绞痛的最佳诊断手段为超声检查，药物可以缓解痉挛、抗感染，输尿管支架管的支撑作用使疼痛不再发，像"避雷针"一样引开了肾绞痛的"惊雷"。

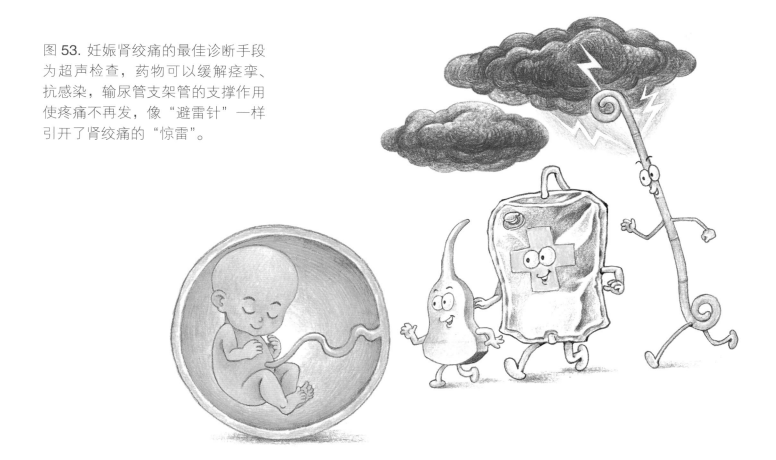

需要使用对胎儿比较安全的抗生素。

妊娠期肾绞痛像平地一声惊雷，惊扰了孕期平稳的生活。不过，只要及时就诊，经过超声检查，进行针对性的解痉镇痛、抗感染，甚至放置输尿管支架治疗，多数会安全脱险，平安度过孕期（图53）。

18

孕期补钙窍门多

　　女性怀胎十月是生命中最特殊的时期，由于肩负着孕育健康小宝宝的重任，全家上下都围着她转，想吃什么，有长辈准备；要去产检，有丈夫陪着。在产检过程中，医生会交待注意事项，比如从孕中晚期开始需要补钙。面对市面上五花八门的补钙食物和药品——骨头汤、鲜牛奶、钙剂等，很多孕妇和家属挑花了眼。有些曾经患过胆结石、肾结石的孕妇还担心补钙过量会加重结石。那究竟应该怎么选择呢？这时候，就必须了解下孕期补钙有哪些小窍门：

　　窍门一：孕妇为什么要补钙?

　　人之所以直立，是因为有强壮的骨骼支撑，而构成骨骼最重要的矿物质就是钙。钙从食物或药物中进入血液，**99%** 的钙由血液中沉积到骨骼，骨骼中的钙也不断地从肾中经由尿液排出，形成了钙的平衡。女性一旦怀孕，钙的平衡即被打破。中国营养学会推荐，孕早期（孕 12 周及以前）需要量为每天 800毫克，此时的宝宝还处在细胞分裂和器官初步发育阶段，对钙的需求不大，孕妇日常饮食足以满足母子对钙的需求。孕中晚期（孕13周及以后）宝宝进入快速生长期，骨骼迅速发育，需要源源不断地从母体摄入钙质，如果妈妈不及时地补充钙质，就会出现小腿抽筋等神经敏感性增高的表现，严重时还会出现骨软化。这个时期孕妇对钙的需要量在每天1000~1200毫克，日常的食物远远不能满足孕期的需要了，所以需要额外补钙（图54）。

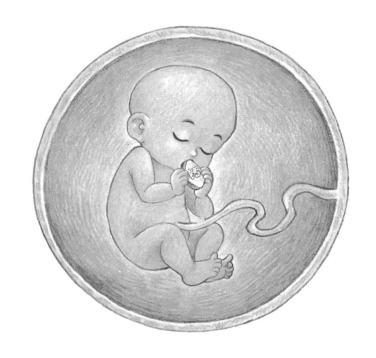

图54. 孕中晚期，胎儿对钙的需求量大增，孕妇需要补钙。

窍门二：孕妇补什么钙好？

骨头汤、牛奶、虾皮、碳酸钙、葡萄糖酸钙等，哪种食物或药品才是最好的钙的来源呢？喝骨头汤补钙其实是一种误区，因为钙在骨头汤中以一种特殊形式存在，不易被人体吸收。在所有食品中，牛奶是最好的钙来源，因为牛奶中的钙最容易被人体吸收。所以，孕妇应适当地饮用鲜牛奶（城市居民可以订购，保质期在3天以内的最好）。不过，孕期光靠牛奶补钙是远远不足的，还需要补充含钙药物。面对碳酸钙、氧化钙、乳酸钙、葡萄糖酸钙、柠檬酸钙等林林总总的药物，应该如何选择呢？第一看含量，不光要看钙化合物的含量，更要注意实际钙元素的含量。目前常见的几种钙源中，以碳酸钙的钙元素含量最高，高达40%，大大高于乳酸钙、葡萄糖酸钙等。第二看吸收效率，吸收率试验显示，含250毫克元素钙的不同钙制剂与同一标准化早餐同时服用，吸收率分别为：苹果酸、柠檬酸钙盐35%，碳酸钙盐27%，磷酸钙盐25%，吸收效果差异不显著，但性价比方面碳酸钙则有较大优势。综合以上，孕妇以补充碳酸钙为佳，平时辅以饮用鲜牛奶（图55）。

窍门三：什么时间补钙不会加重结石？

有些孕妇曾经得过胆结石、肾结石等，即使孕前没有结石的孕妇在怀孕后由于增大子宫压迫输尿管，使输尿管蠕动减慢、尿液流速减缓，尿液中的钙成分容易沉积下来形成结石，造成妊娠期肾绞痛发作，因此很多孕妇担心补充钙剂后会形成结石或加重结石而不敢补钙。其实，只要选好补钙的时机就可以很好地解决这个问题。权威的说法是钙剂应该选择在餐中与食物同服。好处在于：一是钙剂必须变成离子钙才能被人体吸收，而胃酸是使钙剂变成离子钙的最好帮手。当妈妈

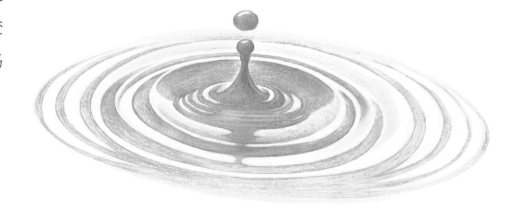

图 55. 孕期补钙以鲜牛奶和碳酸钙为佳。

开始吃饭咀嚼时，胃开始分泌胃液，胃液的主要成分是胃酸，餐中服下钙剂正中"胃酸"下怀，大量的离子钙被人体高效吸收。二是肾结石的最常见成分是草酸钙，人每天都会或多或少地从食物中吸收草酸（含草酸高的食物：菠菜、豆类、芹菜、葡萄、青椒、香菜、草莓、酒精、咖啡因、巧克力、羊肉、红茶等），血液中的草酸越多，其与钙结合的机会越大，形成结石的可能越大。在餐中服用钙剂，部分离子钙可以与食物中的草酸结合，变成草酸钙从肠道排出，于是草酸进入血液的机会减少，相应成石的机会也会减少（图56）。当然，离子钙与草酸结合后，其吸收入血也减少，不过不用担心，损失那么一点点，不会影响补钙效果。

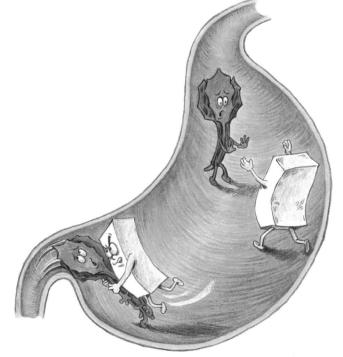

图 56. 补钙的最佳时机是餐中补钙，补充了钙又不增加形成结石风险。

窍门四：出现何种症状提示有结石？

腰痛。注意，在孕期，尤其是孕晚期，由于增大的胎儿的下坠作用，很多孕妇都会出现腰痛，但此腰痛非彼腰痛。增大的子宫引起的腰痛是隐隐作痛，两侧对称，平卧可以稍缓解。而肾绞痛的腰痛是突发的剧烈腰痛，一般是单侧，疼一阵、缓一阵，然后又开始疼痛，有时还会伴有血尿、发热等症状。如果出现上述症状，就应该上医院就诊。医生会做相应的检查（抽血、查尿、做 B 超等），当然，这些检查对胎儿都是安全的。医生会使用安全、有效的药物，即使症状不缓解也不用担心，在局部麻醉下，在输尿管内放一根小小的支架管就可以起到立竿见影的缓解疼痛效果。总之，孕前要检查泌尿系统，发现肾结石要及时处理，即使怀孕期间出现了肾绞痛，现在也有行之有效的缓解方法。

窍门五：有了结石还补钙吗？

回答是肯定的。孕期补钙相较之形成结石，前者更为重要，因为钙是胎儿骨骼生长发育所必需，即使孕妇钙的摄入量不足，胎儿还会源源不断地从母体摄取，这样无疑会加重母体缺钙。只要按上述要求选择良好的补钙食物和药品，掌握正确的补钙时机和时间，一般不会加重结石。即使出现肾绞痛的症状，也有安全、有效的处理方法，等生产完平稳度过产褥期再行处理结石即可。

孕期是女性一生中最为幸福的时期之一，幸福要靠科学的孕期管理来实现。适当饮用鲜牛奶，孕中晚期开始餐中服用碳酸钙，警惕结石相关症状。孕期补钙的小窍门，你掌握了吗？

19

逼上梁山——结石和鳞癌的故事

谈到结石，也许会有人不在乎，认为这只是个小毛病。尤其当结石静止不动时，一般不会引起任何不适，几年甚至几十年中患者都没有任何症状。殊不知正是这种长期存在的尿路结石，实际上是人体中隐藏的一枚"定时炸弹"：娇嫩的尿路上皮在结石长期的刺激下被"逼上梁山"，最终演变成了令人生畏的癌症恶魔。

这里所说的尿路结石所导致的癌主要是指"鳞状细胞癌"，简称"鳞癌"。它是一种常常发生在表皮细胞的恶性肿瘤，因此有人也叫它"表皮癌"。在显微镜下观察这种肿瘤细胞时，会发现癌细胞存在不同程度的"角化"。而"角化"是科学家们常用来描述细胞特征的一个词语，指看起来就像人的手掌长了厚厚的老茧一般（图57）。

目前，关于结石如何诱发鳞癌的具体发病机制仍然不是很清楚。但是大多数科学家都认为，鳞癌的发生主要与体内长期存在的结石所产生的慢性刺激和

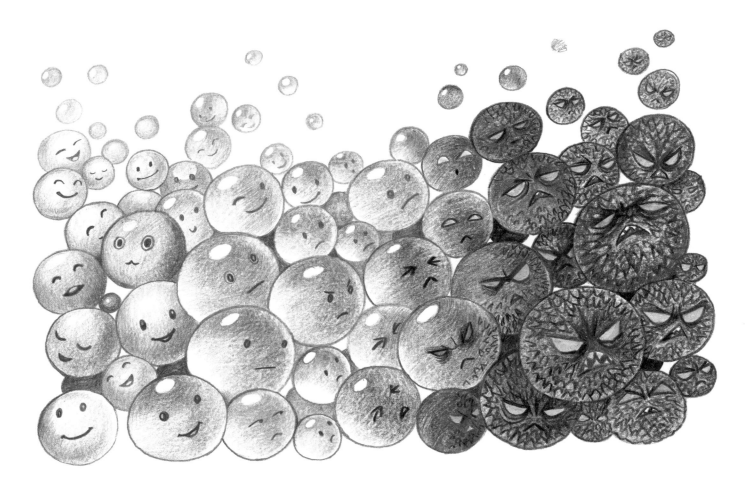

图 57. 细胞"角化"过程——细胞受到外界的长期刺激，普通上皮变成鳞状上皮，鳞状上皮进一步癌变成鳞癌。像水滴一样娇嫩的细胞转变成了像蚕茧一样坚硬的细胞，称为"角化"。

炎症有关。一般来说，体内尤其是体积较大或表面粗糙的结石，很容易与泌尿系统产生摩擦。泌尿系统的上皮很娇嫩，很容易发生破损。尿路黏膜上皮有着很强的"自愈"能力，能够自己持续不断地修补创口。但是，物极必反，一旦尿路上皮的修复能力跟不上被破坏的速度时，就会选择更为极端的方式来应对——娇嫩的尿路上皮开始转化成了防御力更强的鳞状上皮，为自己"穿"上一层层厚厚的"铠甲"。这就往癌变的路上迈出了至关重要的一大步，叫做"角化"。加上有些结石患者平时喝水比较少，某些致癌物质会在尿液中浓缩，更进一步刺激尿路上皮。部分鳞状上皮为了进一步地"保护"自己，玩命地"疯长"，最终演变成了癌细胞，即鳞状细胞癌（图58）。

结石不仅充当了癌症的诱发者，还常常掩盖潜在的恶性肿瘤。因为结石是良性病，不易引起大家警惕。鳞癌开始时被结石的症状掩盖，能发现时往往就到了晚期。在国外，很早就有流行病学研究发现，结石患者的肾盂癌、输尿管癌的发病率明显高于正常人群，这一现象在尿路结石病史超过10年的患者中更加明显。

常规的 B 超和 X 线检查都有助于发现尿路结石，因此定期的体检非常重要。一旦发现了结石，就应该及早就医，在医生的指导下接受适当的治疗，以免延误治疗时机，导致更加严重的后果。及时治疗，未雨绸缪，不要将正常的尿路上皮细胞"逼成"肿瘤！

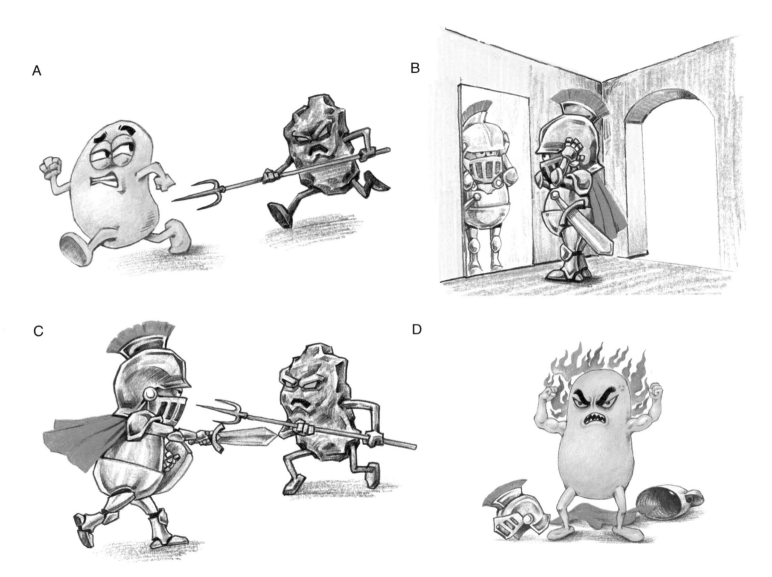

图 58. 结石与鳞癌的关系——A 结石反复刺激尿路上皮，B 尿路上皮细胞发生角化，C 尿路上皮变成鳞状上皮，D 鳞状上皮进一步恶变成鳞癌。

84

20

前列腺结石要治疗吗？

前列腺结石，通俗地说，就是长在前列腺里面的结石。400 多年前，当时并没有像现在这么多高超的影像学手段，科学家们通过广泛地解剖尸体，就发现了有些前列腺标本中含有类似石头的成分。

前列腺作为男性生殖系统独特的附属器官，它可以分泌一种在医学上称作"前列腺液"的液体。前列腺液能够滋养精子，保证精子正常的活力。正是前列腺液和前列腺脱落的上皮细胞构成了结石的主要成分。这些结石称为"前列腺原发性结石"。还有一种结石，从尿液中形成后到达前列腺，称为"前列腺继发性结石"，不属于本文讨论的范畴。

在前列腺中形成的结石，数目不定，少则一个，多则数个，甚至数百个。大小有可能小如粟米，直径仅有几毫米，也有可能大如豌豆，直径达到 1 厘米，最大者可有 4 厘米之巨。结石的形状不一，有圆形或卵圆形，也可呈多面体形，颜色一般为棕色或黑色（图 59）。

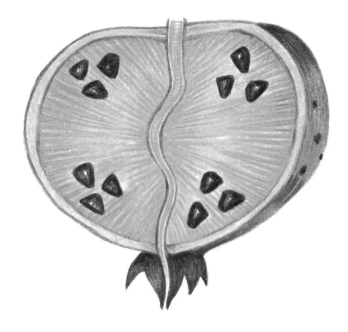

图 59. 前列腺结石位于前列腺内部，是炎症和梗阻的产物，一般不需要外科手术治疗。

前列腺结石的成因说法也不一。目前认为是由于长期的慢性前列腺炎症，促进了上皮细胞的脱落和前列腺腺管的阻塞，同时腺泡发生扩张。围绕脱落上皮细胞形成卵磷脂层状结构。在此基础上形成淀粉样体。淀粉样体进一步钙化形成前列腺结石（图 60）。感染可促进一些前列腺结石的形成。但一般认为前列腺结石不会引起感染。前列腺结石主要由三羟磷酸钙和碳酸钙构成，有机成分占 20%（蛋白质 8%，胆固醇 3.7%~10.6%，枸橼酸 0.17%~2.9%）。

前列腺结石最常见于 50 岁以上的男性。大多数情况下，前列腺结石是没有任何症状的，因此又称"静石"。由于它经常与前列腺增生、前列腺炎等同时存在，所以大多数患者都是在治疗其他疾病的时候通过泌尿系统超声偶然发现的。在超声上前列腺结石是高回声、伴声影。多数患者无特异性症状，常表现为前列腺增生或慢性前列腺炎等症状。或者出现终末血尿，伴有血精或射精时会阴部不适。

那么，前列腺结石需不需要治疗呢？对于大多数静止无症状的前列腺结石，大可不必急着接受治疗，只需要定期随访复查。对于有症状但是感染并不严重的前列腺结石，可以借助前列腺按摩或

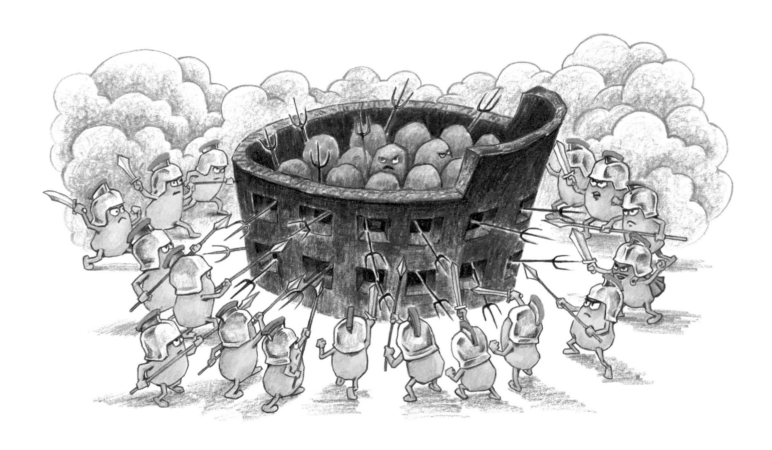

图 60. 前列腺结石的内部结构。

者使用抗生素控制症状，定期接受复查，观察结石的大小变化。对于合并比较严重前列腺增生的患者，则可经尿道做前列腺电切手术，在取出增生的前列腺组织的同时，刮除可见的前列腺结石。总之，没有必要专门为前列腺结石手术。此外，平时也要注意生活上的调理，少饮酒，少吃辛辣食物，注意多喝水，增加户外运动。

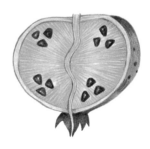

后　记

本套《北大专家画说泌尿疾病》医学科普丛书终于出版了！

回想去年冬天开始对这套科普丛书的创作进行构思时的光景，仿佛昨日！

创作之初，我设想的是一套文图结合、体现科学和艺术之美的医学科普丛书，主要创作特点包括"字由心生""借图表意"，以及"作者主导的图画创作模式"。现在可以说，基本达到目标。

首先，文图配合是一项大工程。插图，是插入文中的图画。我并不满足于仅仅给图画予以插图的定位。在文字创作的同时，我将每篇文章分解出 2~3 个科学道理，将每个科学道理用幻灯片的形式设计一幅草图，并用文字注明图画要表达的科学思想。然后交给画家。画家用铅笔画出草图之后，我们再当面沟通、修改、定稿，最后由画家上色。一幅图需要反复讨论、修改数次才能定稿。我在设计图画之初，刻意避免采用专业人体解剖图，一则解剖图对没有医学知识的人来说艰深难懂，二则缺少趣味性。而是将涉及解剖的图画艺术化，比如用"栗子"代替前列腺，用"腰子"形状的山代替肾，用"溪水"代替尿流等。经过艺术化处理的图画，再配以图注，读者看图识字，就能从一幅幅图画中读懂一个个科学道理。

这一幅幅彩色铅笔画本身就是绘画的艺术品。感谢画家王建政先生，能将我心中所想付诸图画。

其次，科普创作的过程更是思想历练的大工程。科普文章要讲究"四美"：科学之美、通俗之美、文学之美和思想之美。本套丛书的创作对我自身是一个很大的历练,如何将科学的知识、科学的精神以通俗的手段、文学的手法表现出来?我创作每篇文章,从题目到正文,从开头引入,到叙述展开,最后到结尾收场,均以"四美"作为标准。

"科学之美"——此乃第一要义,科学的准确性是所有创作的基石。我二十余年的临床工作经验是文章科学性的保障,有时还需查阅文献并核对数据,保证言之有据,传播正确的科学。

"通俗之美"——通俗,并不是简单地将医学名词翻译成大众词汇,而是思维模式、观察视角要完全从大众出发,想其所想,说其想知。周围众多朋友给了我大众的视角,提出了很多中肯的建议。

"文学之美"——好的科普不仅能将枯燥的科学知识通俗化,还能写成一篇篇科学美文,或拟人、或比喻、或排比、或类比、或幽默,让读者感受到文学之美。每分册的开篇文章,均以书名作为文章题目,以自传体的形式,采用拟人的手法,将全书的内容统领起来。后续的篇章,继续贯彻文学手法,将文学之美坚持到底!

"思想之美"——这是最高层次的要求。医学科普不仅要传播健康知识,还要传播健康思想。思想中有科学,思想中有美学,思想中有哲学。有了思想,文章才有灵魂。在《前列腺七十二变》首篇结尾写道"我纵有七十二般变化,也是人体的一部分。所以,请善待我,发挥我"善"的武功,阻止我"恶"的变化,让我回归"摄护"的本真。"这就是主题思想的升华:器官无好坏,需要善待之;人与人之间相处更是如此,只有用"善"才能激发更多的"善"。

以上是我对科普创作的小小体会。我很高兴能在不惑之前拥有自己的著作出版。

我出生于医学世家，感谢我的父亲和母亲，把我培养成新一代医者！

衷心感谢郭应禄院士的关怀和支持。郭老师高瞻远瞩、眼光敏锐，这不光是对我个人的支持，更是对科普创新工作的支持。希望我的这套丛书能真正承载得起郭老师的殷切希望，能对医学科普文学创作做一些有益的尝试。

衷心感谢北京大学医学出版社的王凤廷社长、白玲副总编辑、陈然编辑，他们率领的团队除了在医学专业上出版众多，在医学科普出版上也极富洞察力，愿意和我一起做科普创新工作。感谢我的两位学生纪光杰、黄聪，他们俩是我的得力助手！

衷心感谢北京市科学技术委员会科普专项资助基金的支持，科学普及工作功在当代，利在千秋。

谨以此套丛书献给我的患者，献给喜欢听我的健康讲座的百姓，献给喜欢看我的科普书籍的群众。你们是我进行科普创作的动力！

宋　刚

丁酉年岁末